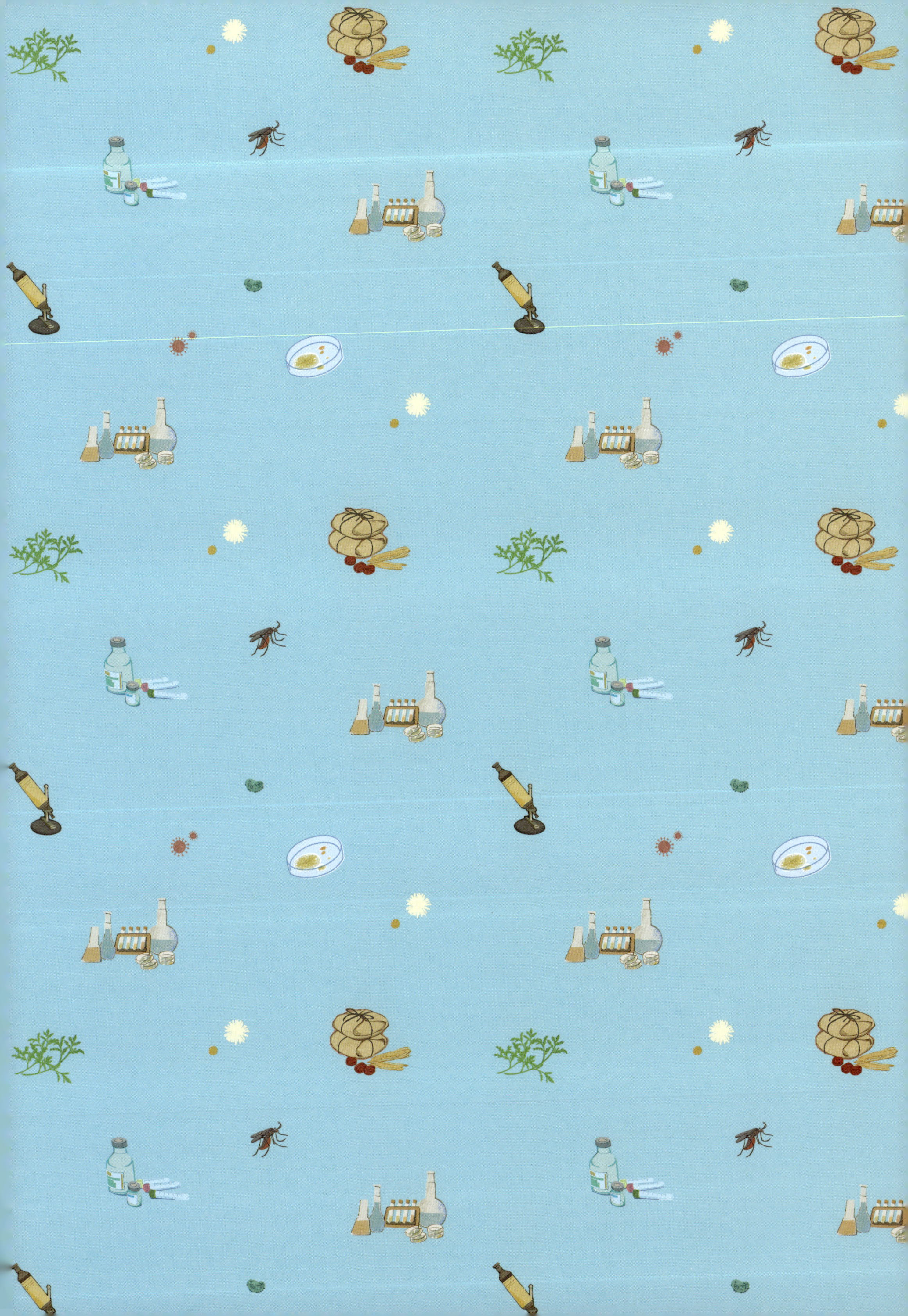

从身边出发　同世界对话

和孩子一起看世界

与疾病战斗

刘馗 / 著

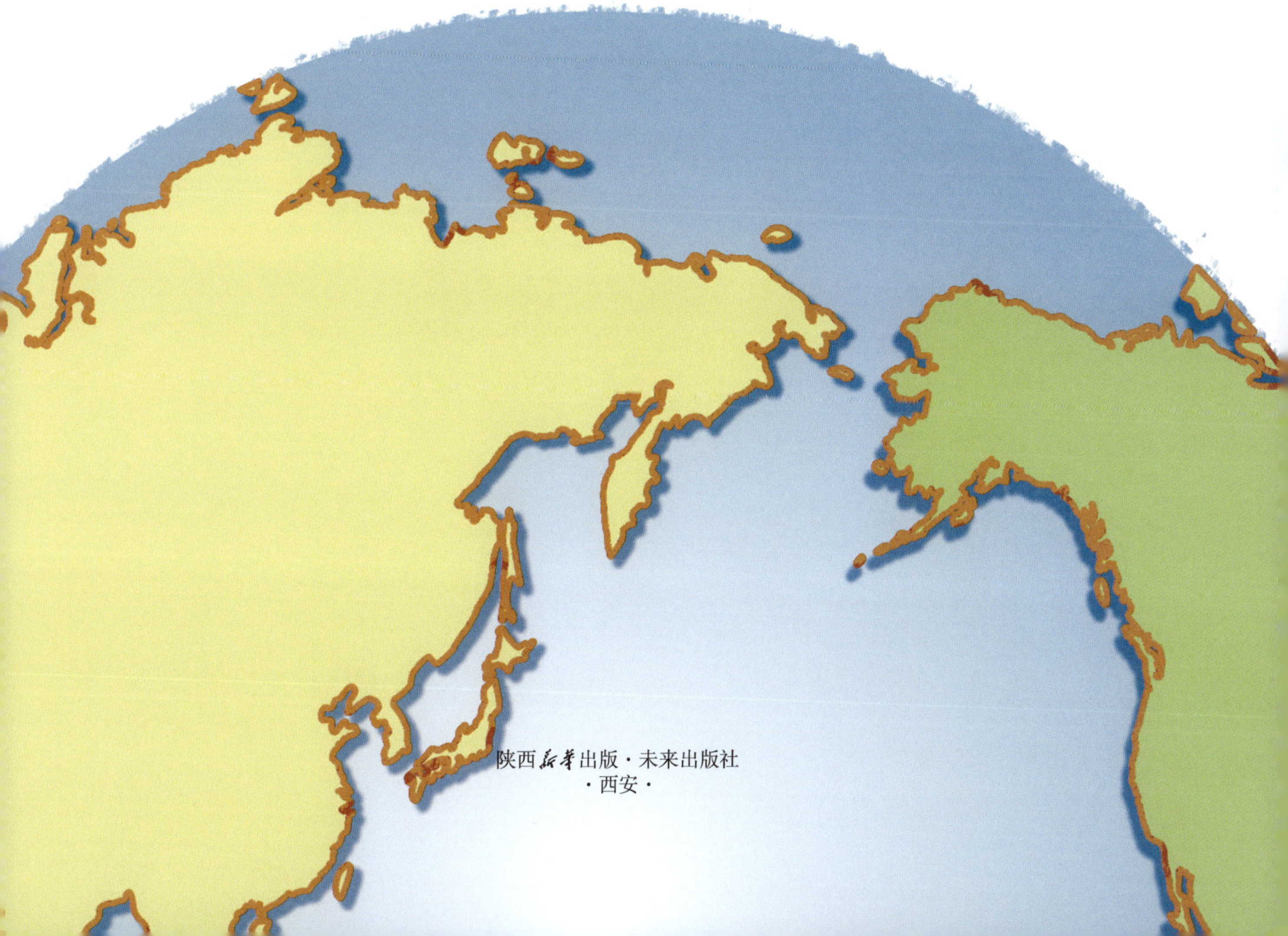

陕西新华出版·未来出版社
·西安·

图书在版编目（CIP）数据

与疾病战斗 / 刘馗著 . -- 西安 : 未来出版社 ,
2025. 7. --（和孩子一起看世界）. -- ISBN 978-7
-5417-7746-2
Ⅰ. R4-49
中国国家版本馆 CIP 数据核字第 2024WE6657 号

和孩子一起看世界　与疾病战斗
HE HAIZI YIQI KAN SHIJIE YU JIBING ZHANDOU
刘馗 / 著

审 图 号：GS 陕（2025）42 号　GS 陕（2024）112 号
出 品 人：李桂珍
图书策划：高　琳　张美琎
责任编辑：张美琎
参与编写：张宇羚
内文插图：正　雀
出版发行：未来出版社
社　　址：西安市登高路 1388 号
邮政编码：710061
电　　话：029-89122633 89120538
经　　销：全国各地新华书店
印　　刷：鹤山雅图仕印刷有限公司
开　　本：889mm × 1194 mm 1/16
印　　张：5.375
字　　数：108 千字
版　　次：2025 年 7 月第 1 版
印　　次：2025 年 7 月第 1 次印刷
书　　号：ISBN 978-7-5417-7746-2
定　　价：48.00 元

目录

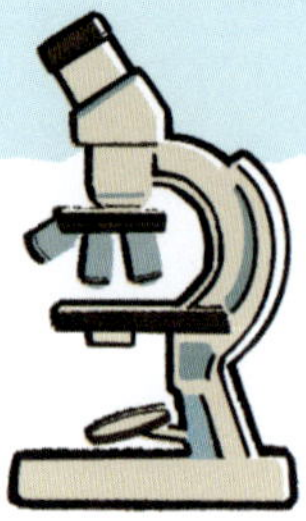

引 言

假如世界上没有疾病，将会是什么样呢？

事实上，人类一直和疾病共存，彼此之间的战斗从未停止。这场战斗旷日持久，交战双方时常处在拉锯战中，互有胜负。人类为了让自身更好地对抗疾病，通常会创造出新的药物和治疗方法，让自己更好地生存。但是疾病从来不曾离开过人类，它们也在进化、发展并适应新的环境。疾病从人类诞生之初就和我们如影随形，并将随着人类前进的脚步继续发展下去。

人类为什么会生病呢？原因大致可分为两种，一种是由细菌、病毒、寄生虫等微寄生物导致，它们能在人体组织中找到可供维持生命的食物源，有的会在人体内引发急性疾病，迅速伤害人体，有的则会激发人体的免疫反应，导致自己被免疫系统消灭。另一种是随着时间的推移，人体自身器官的老化和衰竭。在大多数疾病中，对人类历史影响最深的就是传染性疾病，它是由微寄生物通过某些途径进行传播的疾病。在人类社会早期，传染性疾病的影响其实相当有限，因为传染性疾病要想大规模地传播，至少需要满足一个条件——人类的聚居。而远古时代的原始人类多以小群体的形式流浪、散居在辽阔的土地上，这样的生活方式使得传染性疾病难以施展其威力。不过，由于当时人类低下的医疗水平，一旦有人患病，存活的概率是很小的。

直到大约一万年前，农业革命将人类带入定居时代。定居生活为人类带来了稳定的粮食来源，使人类过上安定生活的同时，也为人类带来了其他问题，传染病的爆发与增多便是其中之一。我们可以想象，在农业生产中，人类与动物接触增多导致各种微寄生物交叉传播，人畜共患病感染的风险变大。同时，由于当时生活条件有限，人们的生活区域往往离垃圾很近，这就会导致严重的环境污染，威胁人类的健康。除此之外，用于农业灌溉的水源往往又会有大量的蚊子繁殖，而蚊子是传播疾病的重要媒介，会通过叮咬将病菌传给人类。

疾病还与人类文明的进程相关。农业的产生促使人口增长，城市开始兴起。公元前3000年，在中东地区逐渐出现了很多拥有上万人口的城市。人类来往更为密切，自此，黑死病、天花、霍乱等传染病频频出现在人类的生活中，令人印象深刻。

随着时间推移、科技进步，医疗水平得到发展，人类对传染病的来源有了更为清晰的了解，开始通过免疫接种来应对曾经令人胆战心惊的传染病，传染病由此得到了有效控制。例如，1980 年，世界卫生组织宣布天花在地球上绝迹，而这就是得益于“天花疫苗”的出现。然而，18 世纪 60 年代兴起的工业革命，给人类带来了大量的工业废料和废气，直接后果无疑是生存环境的恶化，空气、水、土壤开始被污染，这使人类患上了新的疾病，例如“伦敦烟雾事件”和“日本水俣病事件”。与此同时，新出现的慢性疾病增加，如心力衰竭、癌症和糖尿病等，开始困扰着人类。

即使如今人类的生活条件有了飞跃式的进步，也仍有许多曾被人类控制的疾病再度流行，同时不断出现的新疾病也在困扰着人类，尤其是全球化扩大了疾病传播的范围，出现了跨越国境的新疾病。

不过，人类永远以积极的心态与疾病作斗争。每当病魔肆虐的时候，总会有人勇敢地站出来，用智慧、勇气甚至生命，与病魔殊死搏斗。面对全球疾病问题，国家间的相互合作也成了常态。我们应该知道，与疾病战斗的历史是我们人类历史中不可或缺的一部分，让我们一同去学习它吧！

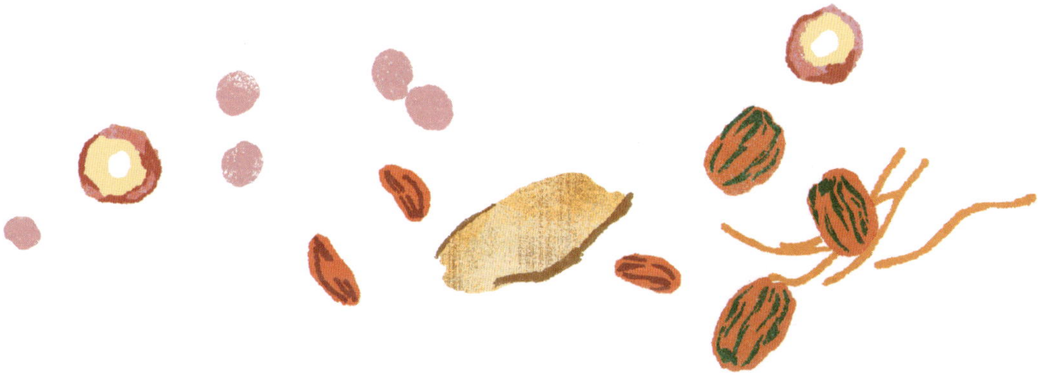

小动物带来的可怕“礼物”

说起小动物，你可能会想到可爱的小猫、淘气的小狗、胖乎乎的小猪、叽叽喳喳的小鸟、长着长耳朵的小兔子等，你很想与它们成为好朋友，和它们一起玩耍。

可是，你知道吗？小动物一开始并不是我们的朋友，它们在自己的世界中过着安稳的生活，直到我们的祖先将它们驯化后，它们才和我们建立起深厚的友谊。经过人类驯化的动物，有的为我们提供食物，有的帮我们分担重物，有的成为交通工具供我们使用……我们的祖先也会向它们学习，增强对大自然的了解。可以说，从古至今，小动物都与我们人类关系密切，一直在我们的生活中扮演着至关重要的角色。

狗是我们非常熟悉的动物。人类进入狩猎和采集时期后，狗就与我们朝夕相处了。

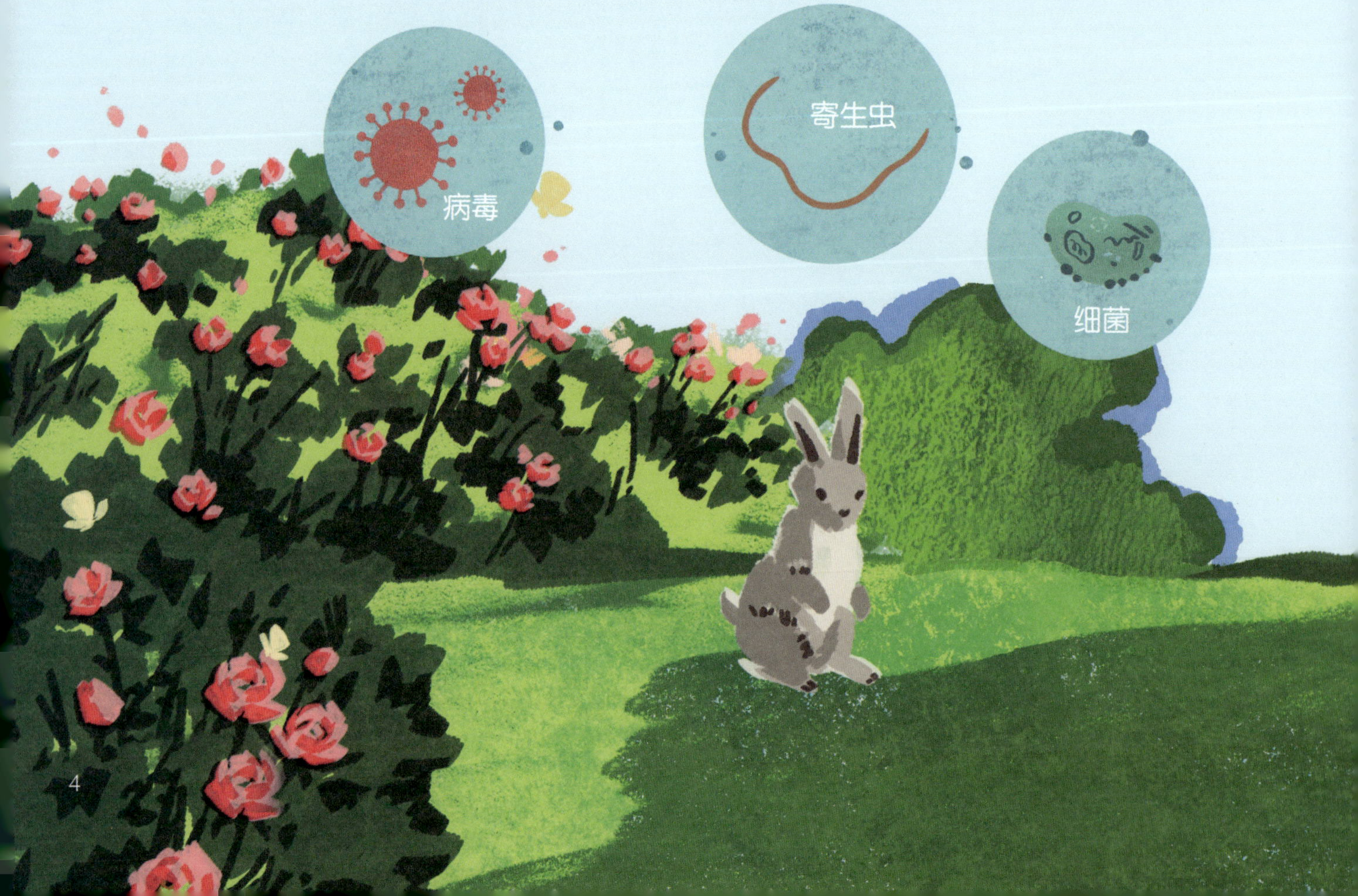

世界上发现最早的并被认为是家养的犬是在距今10000~12000年前中东地区的早期人类遗址中发现的。距今约10000年，中国境内也出现了驯化狗的痕迹。

微寄生物包括细菌、寄生虫等，它们种类很多，大多极其微小，肉眼几乎难以看到。但这些微小的寄生物却是不折不扣的“杀手”，它们常常会光顾小动物和我们人类的身体，进而引发疾病，带来严重伤害，甚至导致死亡。

然而，这种亲密的关系也带来了一些不好的“礼物”，那就是人畜共患病。当我们与小动物生活在一起的时候，原本只在它们身上出现的疾病很可能也会出现在人类身上。附着在小动物身上的微寄生物“杀手”，才是真正的罪魁祸首！这些微寄生物也是地球家族的成员之一，在漫长的历史长河中，它们已经学会利用各种方式进行传播。有的会搭乘嗜血昆虫的“便车”，藏身于蚊子、跳蚤、虱子等动物的身上，当这些嗜血昆虫叮咬人类时，微寄生物就开始进入人体，引发疟疾、瘟疫、伤寒等疾病。

有的微寄生物还会等待着它们所寄生的生物死掉后被下一

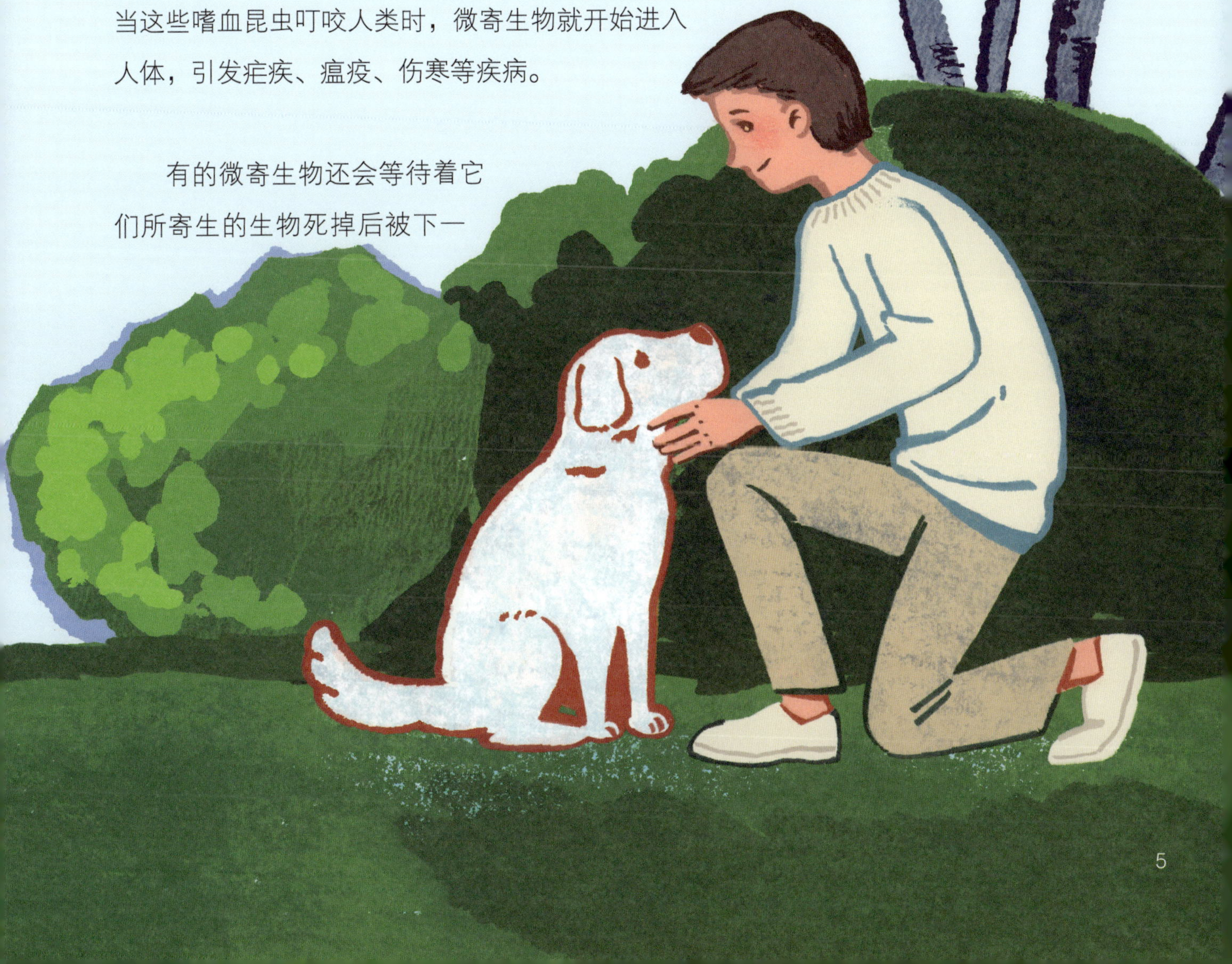

个生物吃掉，从而进行生物体转移，利用这种毫不费力的方法完成传播。比如，如果我们吃的鸡蛋或者肉类里面含有沙门氏菌，那么我们的身体也会随之感染这种病菌。

除了上述两种传播方式，微寄生物还会自己创造传播环境——通过改变被寄生生物的结构和习惯，来加速自己的传播。比如我们常见的感冒，感冒病毒通过让人咳嗽或者打喷嚏，把自己喷射出去，从而传播得更快、更广。

有的微寄生物虽然可以轻而易举地进入人的体内，但却因为一些原因无法在人体里长期存活。1959年，非洲曾出现了一种叫“奥尼翁-尼翁热”的不明热病，感染了几百万人。据说它是猴子身上的一种病毒引起的，由蚊子传染给人。但是慢慢地人们发现，得这种病的人会很快康复，康复之后也不会复发。由于这种病毒无法长期在人体中存活，很快便消失了。有的微寄生物生命力极强，很难消失，在蛰伏许久后又会卷土重来。拉沙热就是这样，它是一种具有潜在性的疾病，医学家们怀疑这种病是由啮齿动物体内的病毒引发的。1969年，它在尼日利亚首次露面就展现出了极强的致命性，当时只要出现一例这样的疾病，医院就都得关闭！直至今日，它仍没有彻底消失，一旦再次爆发就又会对人类造成巨大伤害。

总之，这些看不见的“杀手”一直潜伏在我们身边，寻找各种各样的机会转移到我们身上。但是，并不是所有的疾病都是源于微寄生物的传播，还有我们自身的体质、外部环境等其他因素。所以说，人类与疾病的战斗从未停止。

你一定听说过狂犬病，它是由狂犬病毒引起的，此病毒最重要的病毒携带者是和我们关系亲密的小动物——狗。如果狂犬病毒进入狗的身体，它便会沿着狗的神经纤维抵达大脑，驱使狗疯狂地乱咬。同时，狗的唾液中也会暗藏病毒，人类一旦被发疯的狗咬到，狂犬病毒就会迅速进入人体内，如果没有及时注射疫苗，人便会感染，出现类似发病的症状，最终导致死亡。

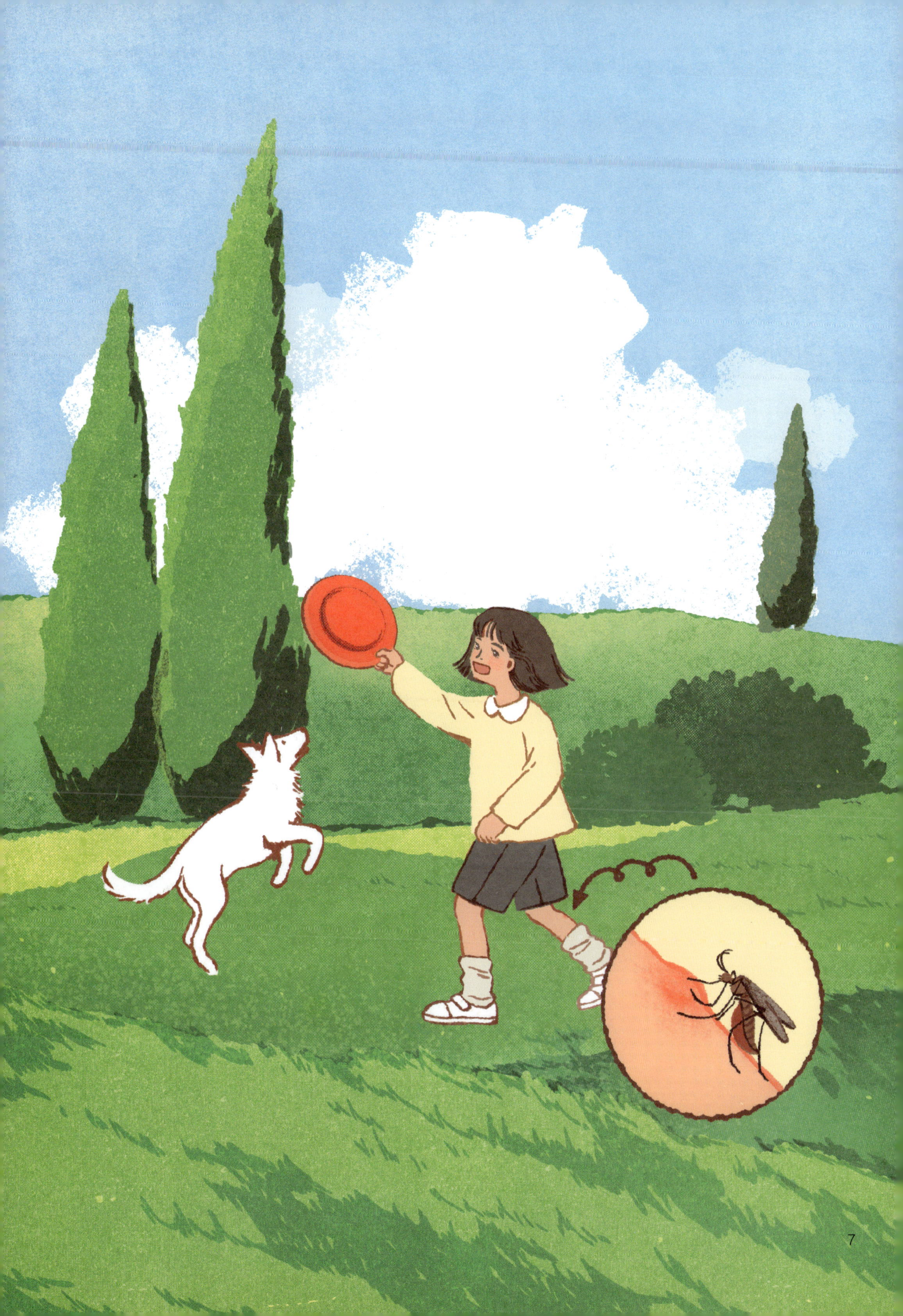

神话里的医生

希腊神话里的医神阿斯克勒庇俄斯

阿斯克勒庇俄斯，是古希腊神话中的医神，也被称作治愈之神、净化之神。在古希腊神话中，阿斯克勒庇俄斯是太阳神阿波罗和塞萨利公主科洛尼斯的儿子，但是由于科洛尼斯在怀孕时又爱上了一个凡人，愤怒的阿波罗便派狩猎之神阿尔忒弥斯射死了她。当她的尸体被放在柴堆上点燃时，阿波罗从她腹中取出了尚未出生的阿斯克勒庇俄斯，交给了半人半马的喀戎抚养。喀戎非常聪慧，他将阿斯克勒庇俄斯抚养成人，并教他学习医术。

阿斯克勒庇俄斯很有天赋，医术越来越精湛，许多病人慕名而来求他治病。这些病人有的伤口已经溃烂，有的是被青铜器和石块砸伤了四肢，还有的是由当时严酷的气候导致身体虚弱……无论什么病，阿斯克勒庇俄斯都能用温和的咒语和神奇的药水治愈，让病人恢复健康。

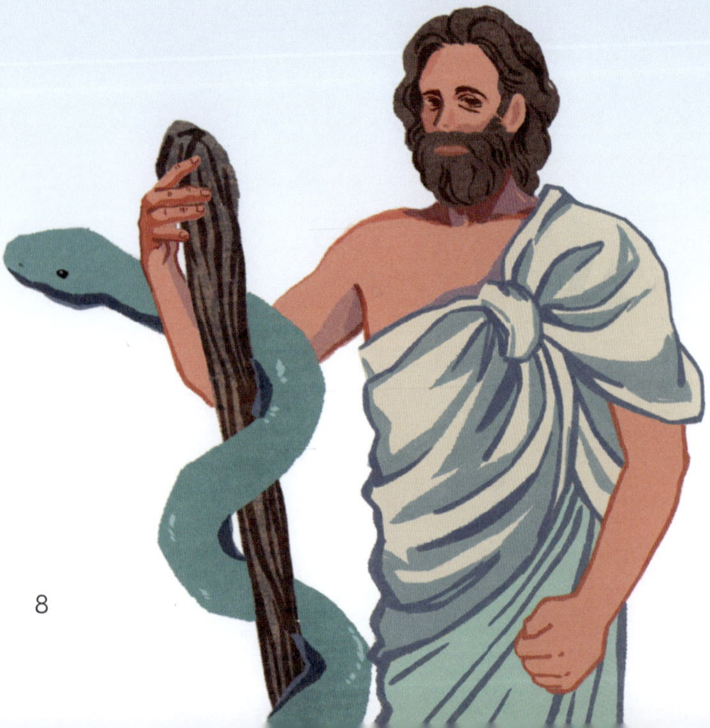

阿斯克勒庇俄斯是西方医生的化身。他长髯飘飘，慈眉善目，倚着一根蛇杖站在那里。在神话里，他是解除人们病痛的医者，他使用的权杖已成为今天医学界的标志，世界卫生组织的会徽中就有这样一根蛇盘绕的权杖。其实，医神阿斯克勒庇俄斯的原型是一位军医，最早被记载在古希腊的文学著作《荷马史诗》中。

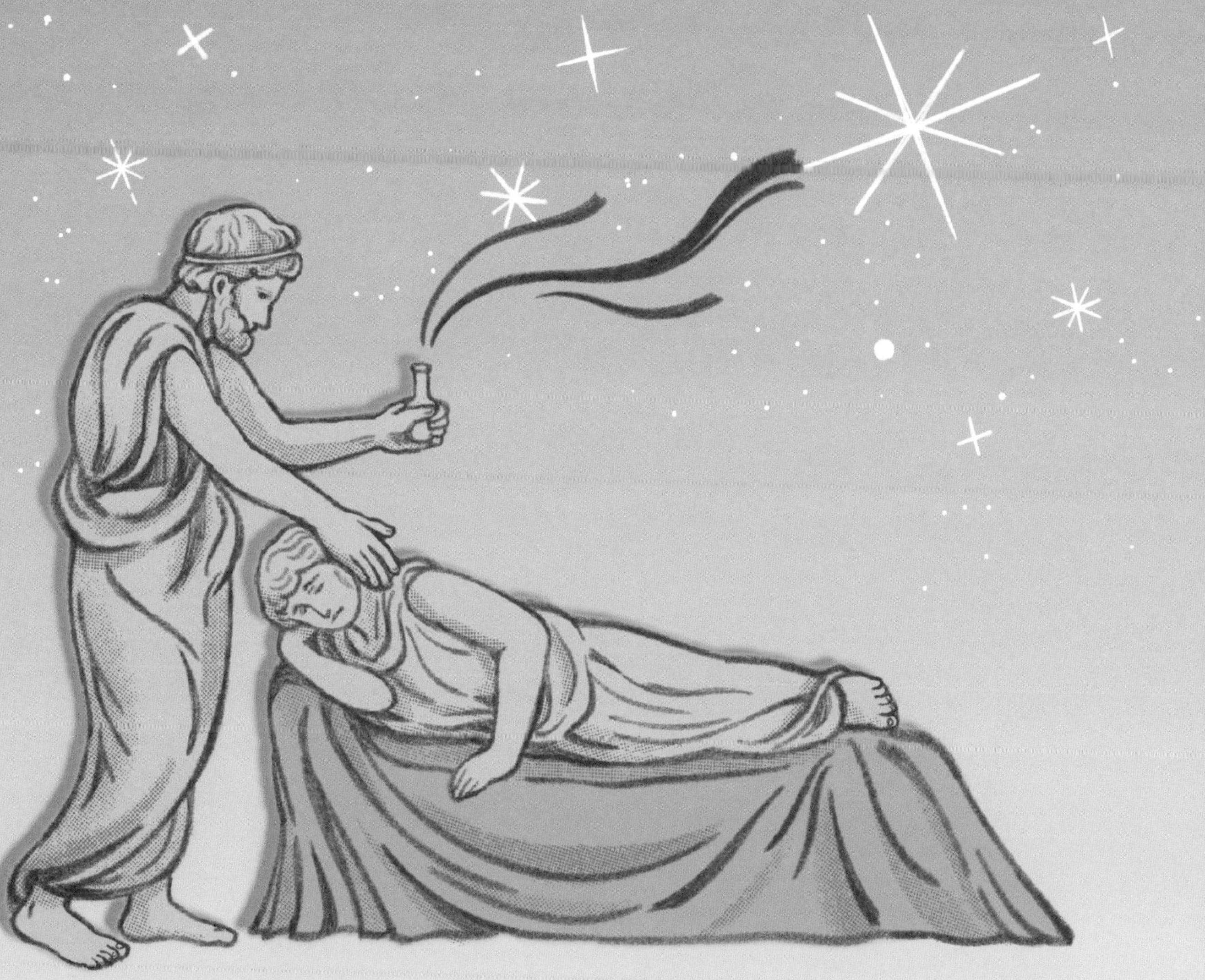

后来，智慧女神雅典娜将蛇发女妖美杜莎右半边身体里的血送给了阿斯克勒庇俄斯。因为美杜莎身体里左边血管的血是致命的毒药，而右边血管的血则是能让人起死回生的灵丹妙药。阿斯克勒庇俄斯便用美杜莎的血救活了更多的人。

但是，天神宙斯听闻此事，十分震怒，他认为这威胁到了神的权力，于是下令："让雷劈死他！"太阳神阿波罗看到自己的孩子因此而死，悲怒交加，决定报复宙斯。他射死了为宙斯锻造武器的独眼巨人库克罗普斯。这下宙斯更生气了，下令将阿波罗罚去特洛伊，为凡人修筑城墙。但是，他也不得不承认，阿斯克勒庇俄斯是一位难得的好医生，于是将阿斯克勒庇俄斯升上天空，化为蛇夫座。

在古希腊神话中，几乎所有的神都有治愈疾病的力量。天神宙斯被崇拜为"救世主宙斯"和"医神宙斯"。智慧女神雅典娜在雅典和基奇科斯岛，被人们称作"健康女神"，而太阳神阿波罗被人们认为是医学最古老的发明者。

中国神话里的医生神农氏

神农氏，是中国神话传说中发明农业和医药的人。神农氏出生在烈山的一个石洞里，传说他长着牛头人身，勤劳又勇敢。有一天，他看到鸟儿叼着种子飞过，从中得到了启发，发明了种粮食的方法，并教给了当时的人们。为了感谢他的这一创举，人们叫他“神农”。

在远古时代，人们要是生病了，就只能靠自身的抵抗力去战胜疾病。善良又聪明的神农，看着患病的人受苦，于心不忍，决定一定要找到治疗疾病的方法。他开始尝试吃各种各样的植物，用自己的身体来检验哪种植物可以为人们治病。在这个过程中，他曾多次中毒，但与此同时，他也发现了茶叶可以消除这些毒素。

有一天，神农的女儿也生病了，神农很着急，便抓了树皮、野果等 12 种植物混合成药。谁知道他的女儿吃后肚子反而疼

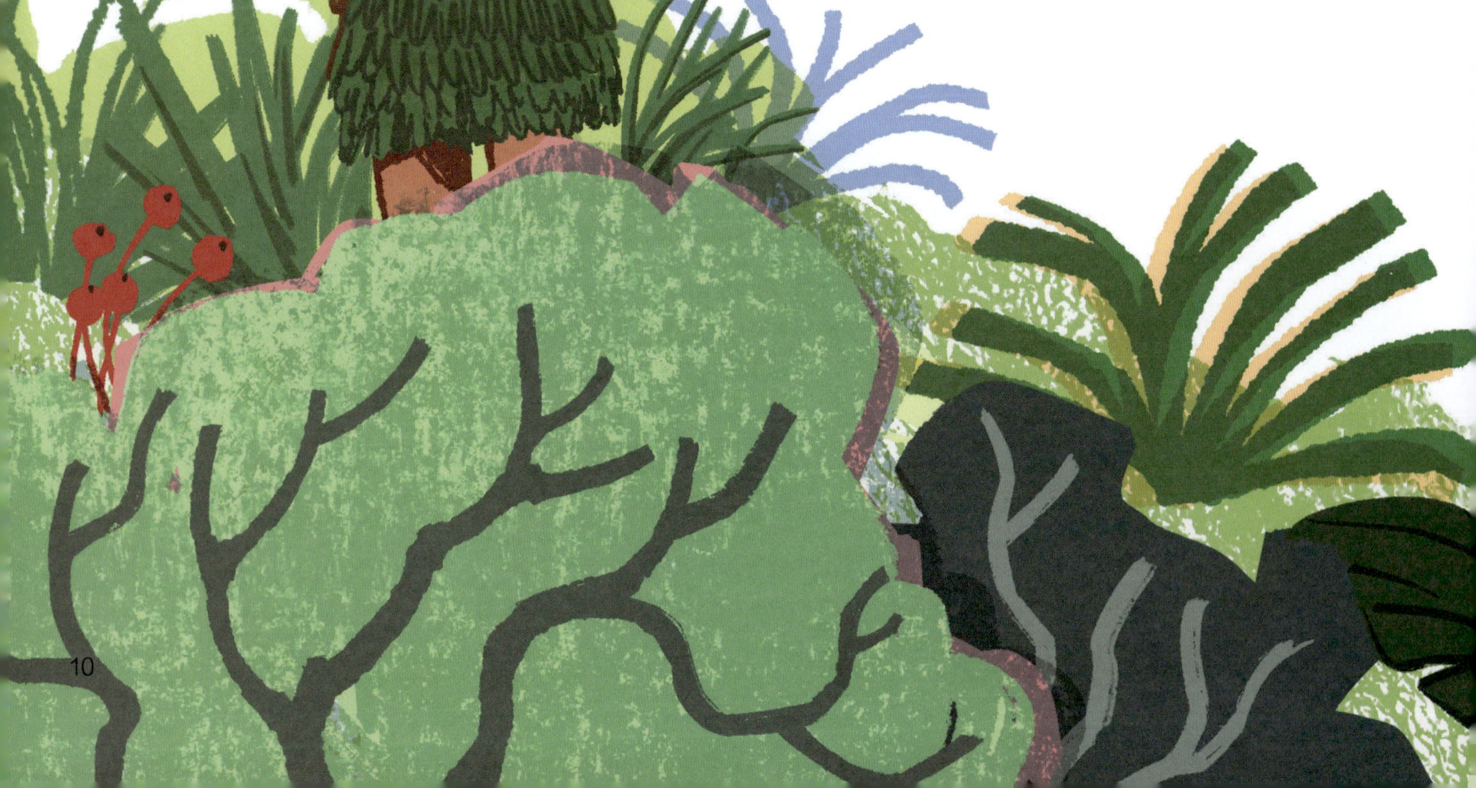

得更厉害了，不久之后，竟然生出来了一只小鸟！这只小鸟还通灵性，神农很是喜爱，便给这只小鸟取了名字，叫花蕊鸟。之后，神农不管到哪儿尝植物和果实，都会带着花蕊鸟。他采摘下来的东西，挖掘出来的矿石，都会让花蕊鸟先品尝，判断它们能不能药用，可以治疗哪些疾病。

就在这年复一年的尝试中，神农汇总所得，写出了《神农本草经》。成书那天，神农非常高兴。不过，他并没有停下尝百草的脚步，继续带着花蕊鸟去尝试，继续补充《本草经》，治疗人们的疾病。谁知道，不幸在悄悄降临。在一次尝试了毒性很大的全冠虫之后，陪伴了神农多年的花蕊鸟死去了。神农伤心欲绝，可是，为人们治疗疾病的坚定决心使他埋葬了花蕊鸟之后继续上路。没有了花蕊鸟的庇护，有一次，神农因为误食断肠草，毒发身亡了。后来，人们为了纪念神农，建立了很多神农庙，用来祈求身体健康。

神话中的医生总是充满神秘感，他们虽然千变万化，却都心地善良、救死扶伤，他们是受尽疾病折磨的患者的精神寄托。这些关于医生的故事代代流传，其实反映的是人们对战胜疾病的向往和对医生的赞扬。当你再见到穿着白大褂、浑身散发着消毒水味道的医生时，会想到这些神话里的医生吗?

中国神话里的医生

伏羲氏，在传说中是人类的始祖，也是中医学最早的创始人。轩辕氏，就是我们常说的黄帝，也是神话传说中的医生。僦（jiù）贷季，传说他会根据日月变化和四季变迁，来观察人体的肌理，治疗疾病。岐伯，心有大爱，看见许多百姓死于疾病，便立志学医，四处寻访良师益友，精于医术脉理，成为名震一时的医生。

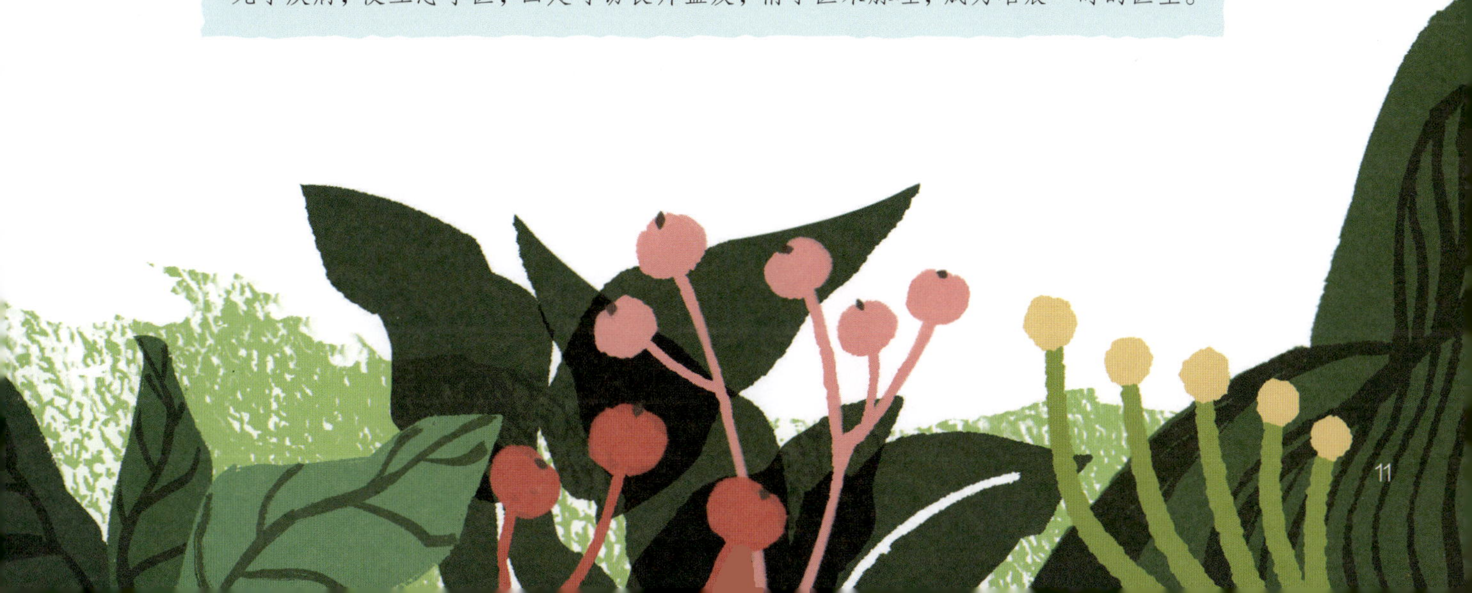

被瘟疫打败的雅典人

公元前5世纪初，古希腊的雅典城邦进入了鼎盛时期。它刚刚打败了力量强大的波斯，显赫一时，是当时地中海地区最美丽、最强大的城邦，聚集了全希腊最卓越的思想家、艺术家、历史学家和科学家。可惜，雅典的黄金时代太过短暂，公元前431年，伯罗奔尼撒战争爆发，这是发生在古希腊两个强大城邦——雅典和斯巴达之间的战争，也正是这场战争，让整个古希腊开始由盛转衰。

突如其来的瘟疫

战争初期，雅典人打得非常轻松，他们十分清楚自己的优势是海上作战，所以采取了“陆上防御，海上进攻”的战术。果然，战争的第一年，雅典捷报频传。但陆上防御导致雅典人都挤在城里，这为瘟疫的到来埋下了祸根。

公元前 430 年夏天，正是地中海沿岸炎热无风的时节，灾难悄然而至，一场史无前例的大瘟疫袭击了正与斯巴达交战的雅典。突如其来的瘟疫给了正在打仗的雅典人重重一击。当时雅典的执政官伯里克利本来计划派出一支强大的舰队去攻打斯巴达。但在海军刚要出发时，就被来势凶猛的瘟疫挡了回去。对雅典人来说，这场瘟疫来得真不是时候。

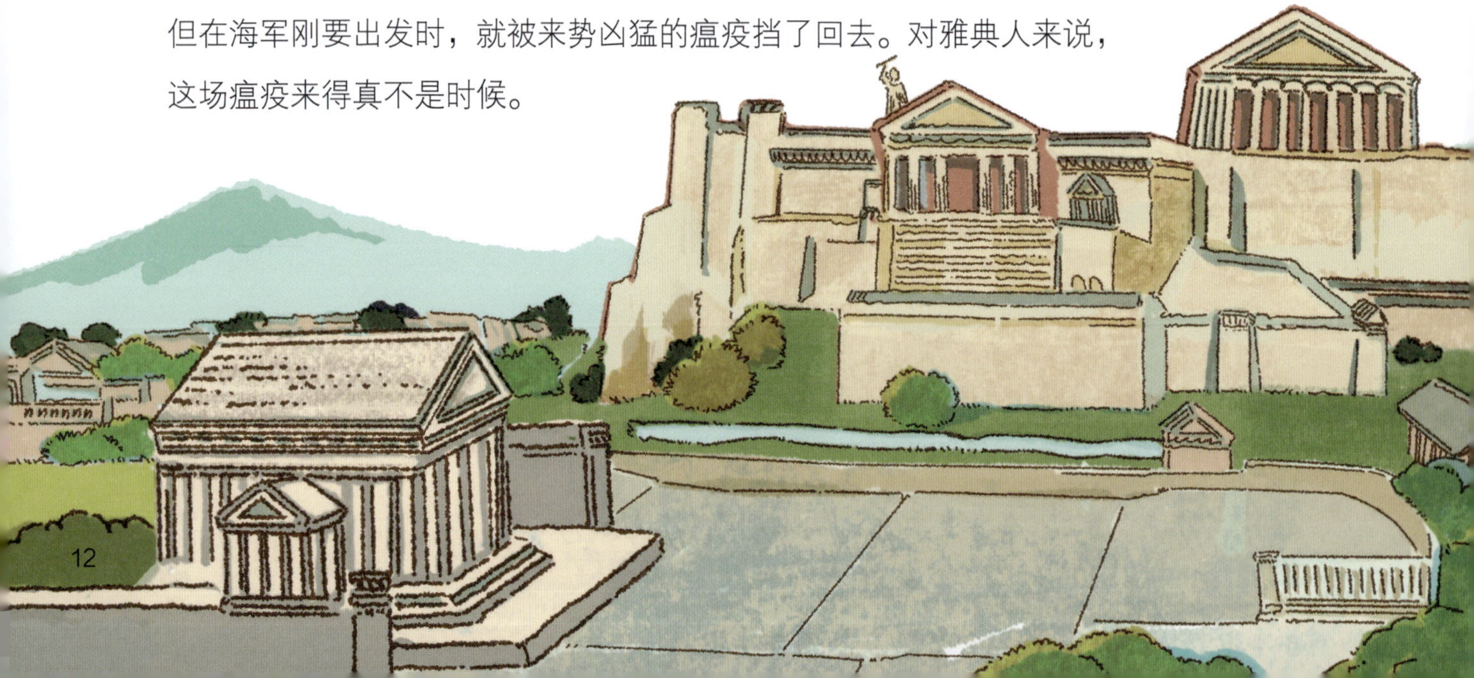

怎一个“惨”字了得？

这场瘟疫在雅典肆虐的时间不长，却带走了许多人的生命。患病的人会发烧，眼睛变红，喉咙和舌头出血，呼吸不顺畅，打喷嚏之后嗓子变哑，胸部发痛，咳嗽不止，腹痛呕吐，胃部痉挛持续很长时间，同时皮肤变成暗铅色，起小脓包，这些脓包溃烂之后非常疼痛。因为得不到及时有效的医治，在经历 7~9 天病痛的折磨之后，大多数患病的雅典人因此而送命。瘟疫带来的灾难太可怕了，雅典人开始寻找各种治疗方法。

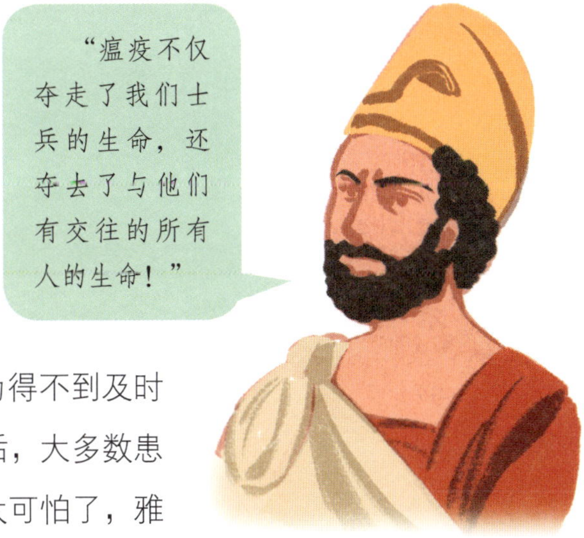

第一种是拜神祈祷，祈求神灵宽恕。当时的雅典人坚定地相信，是自己做错了事触犯了神灵，神灵一怒之下将瘟疫降临到人间，这是上天的警告。于是，雅典人开始组织大型的集会来拜神，或者扩建神殿来祈求神灵的原谅。然而，人群聚集只会加速瘟疫的传播，对遏制疫情毫无作用。

第二种是努力保持空气的清新。由于因瘟疫而死去的人类尸体会散发出腐烂的味道，因而当时的雅典人觉得，只要将空气中的气味除掉，就可以抑制瘟疫的蔓延。于是他们选取了带有香味的物品，如玫瑰花、桂皮、丁香等来消毒，以驱散尸体的恶臭。

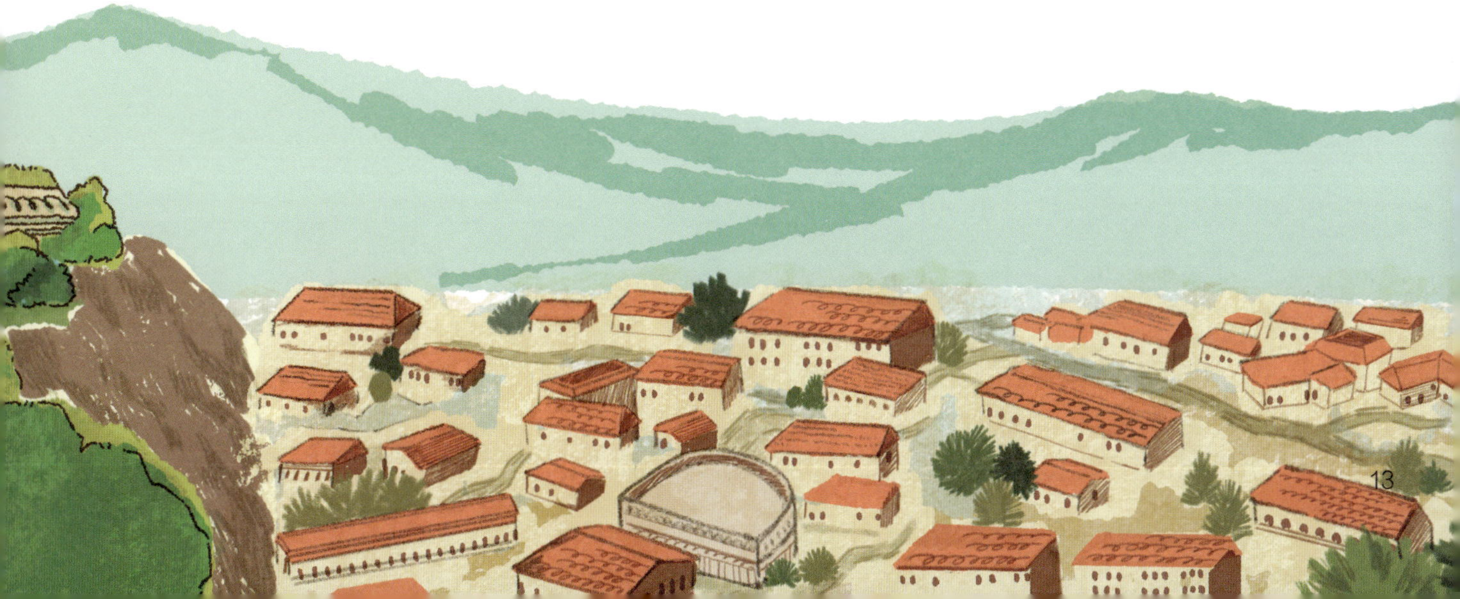

然而，好闻的气味根本杀不死飘浮在空气中的病菌！

人们尝试的各种方法都失败了，但瘟疫还是不停地蔓延，很多雅典人开始陷入绝望，整个雅典城的秩序彻底混乱。这场大瘟疫将如何遏制？

机智的希波克拉底

希波克拉底，出身于古希腊的一个医学世家，他从小跟着父亲和爷爷学医，经过多年的学习，他积累了丰富的经验，掌握了高超的医术，后来成为古希腊马其顿王国的御医。

此时出现了一个人，他彻底制止住了这场瘟疫，让灾难不再继续，他就是西方的“医学之父”希波克拉底。在所有人对瘟疫“恶魔”避之不及的时候，希波克拉底冒着生命危险来到了雅典拯救生命。

希波克拉底来到雅典后，通过观察和取样，发现全城只有一类人没有染上瘟疫，那就是天天与火打交道的铁匠。一个大胆的想法在希波克拉底心中产生：难道是火驱散了瘟疫，才使得铁匠没有得病吗？于是，他开始带着人们点燃带有香味的植物，在雅典城燃起熊熊的“香味火堆”。这个方法起作用了！瘟疫很快得到了控制，渐渐消失在雅典城中。

希波克拉底，这位聪明勇敢的医生，不仅用他的医术和智慧挽救了很多人的生命，还给后人留下了著名的《希波克拉底誓言》，对后世医学产生了巨大的影响。

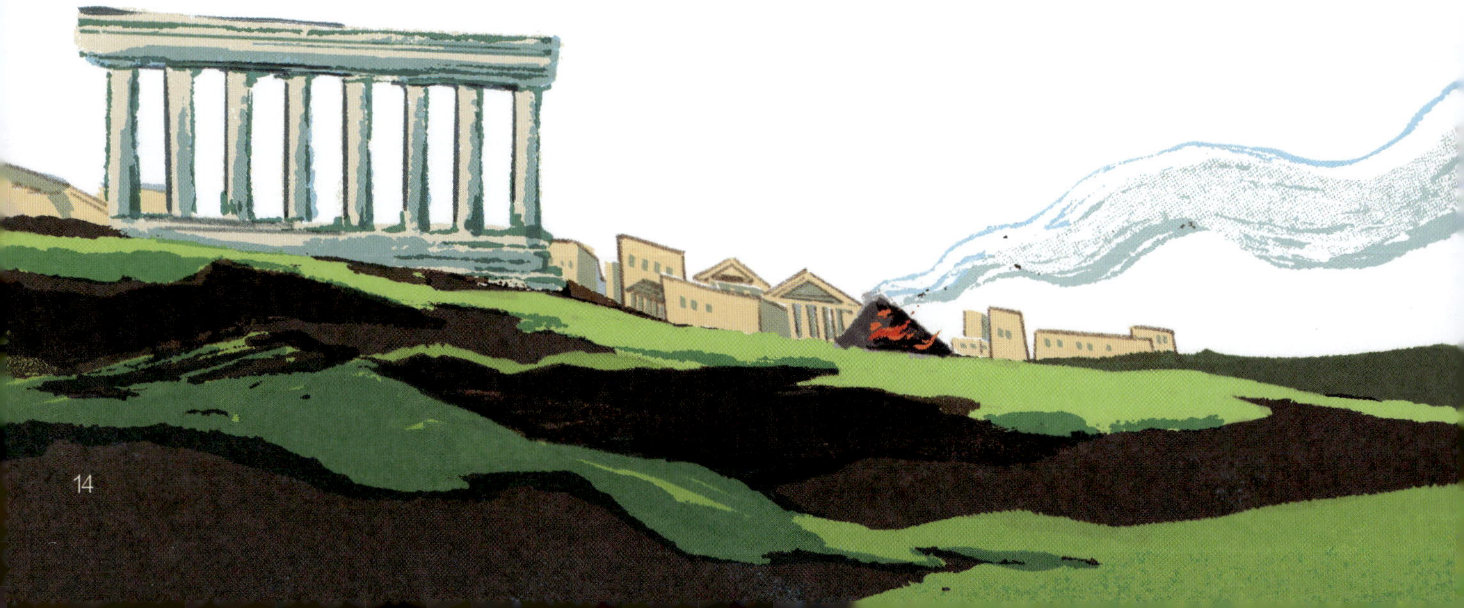

雅典的战败

虽然希波克拉底带领雅典人战胜了瘟疫，但这场大灾难还是损耗了雅典太多的人力和物力，雅典引以为傲的海军舰队遭到极大破坏，从前的战斗优势由此丧失。在瘟疫期间，雅典的执政官伯里克利也不幸去世，雅典人失去了最重要的精神领袖，士兵们开始士气消沉，在面对斯巴达的强势攻击时，雅典已无力抵抗。战争持续了 27 年，公元前 404 年，雅典以战败告终。

一场疾病，改变了雅典人的生活，改变了两大城邦之间的战争走向，也改变了整个地中海世界。

《希波克拉底誓言》节选

“我要竭尽全力，采取我认为有利于病人的医疗措施，不能给病人带来痛苦和危害。我不把毒药给任何人，也决不授意别人使用它。我要清清白白地行医和生活……对看到或听到不应外传的私生活，我决不泄露。如果我能严格遵守上面誓言，请求神祇让我的生命和医术得到无上光荣。”

1948 年，世界医学会对这个誓言加以修改，制定了《日内瓦宣言》，把它作为国际医务道德规范。它是医学界的行业道德倡议书，是现代从医人员首先要学习的重要内容。

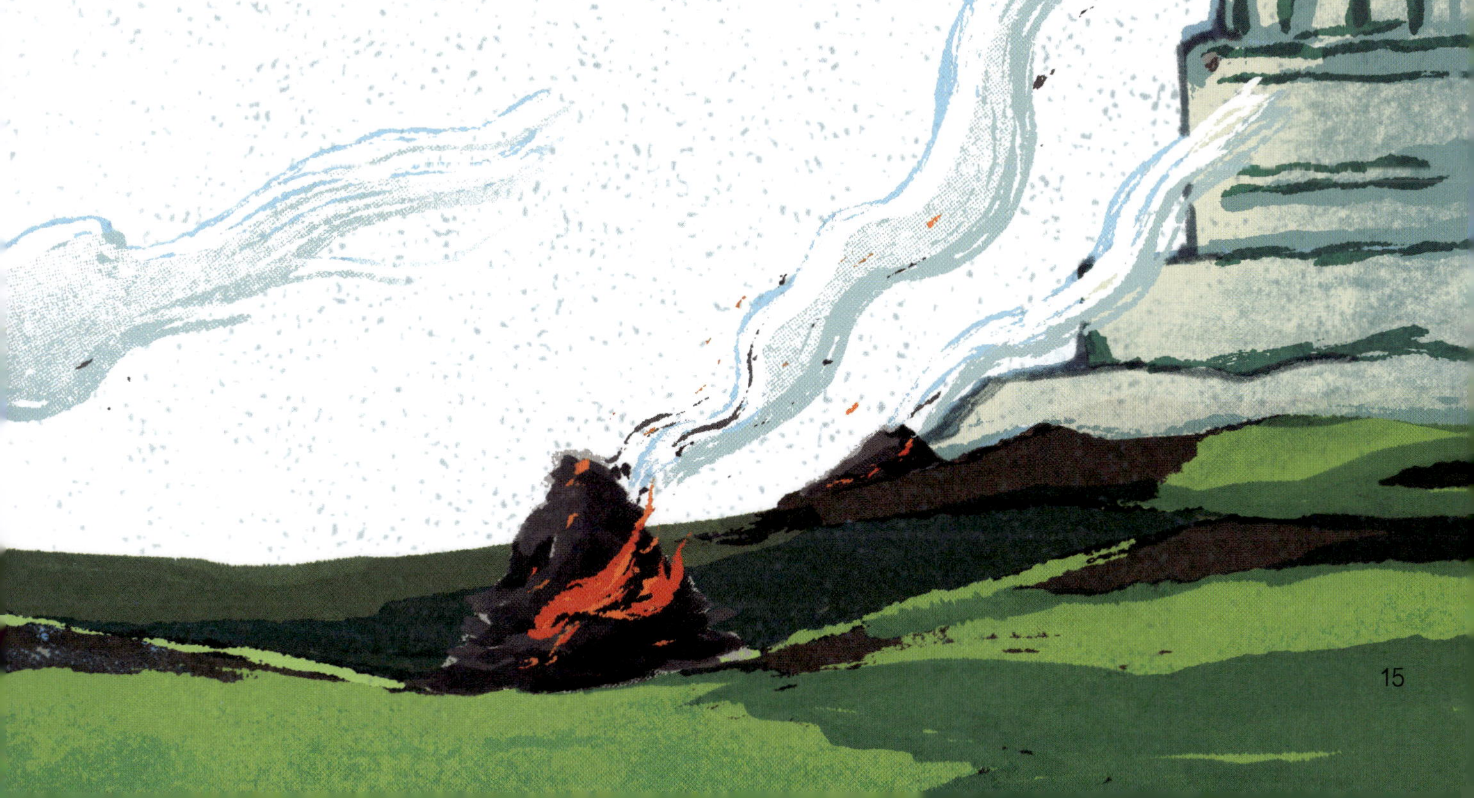

“泪流不止”的罗马帝国

罗马原本是意大利中部的一个小城邦，经过数十年的内战以及多年的对外扩张，逐渐发展成为以地中海为内湖，横跨欧、亚、非三洲的大帝国。帝国时期的罗马，是强者中的佼佼者。作为当时世界的新霸主，罗马公民为此感到无比骄傲。然而，可怕的瘟疫也没有放过罗马。在罗马帝国存在的最后几个世纪里，时常可以听到人们的哭泣声，而这又是与瘟疫有关的漫长故事。

公元79年，维苏威火山喷发，这次的火山喷发直接毁灭了罗马帝国的两个城市——赫尔库拉内赫和庞贝。死于这场天灾的人不计其数，他们的遗体都没能得到妥善处理。于是，无情的瘟疫带着狰狞的面孔，咆哮着降临到了坎帕纳平原。这是罗马帝国有史以来最严重的一次瘟疫，死亡人数每天都数以万计。房屋内堆满了尸体，街道上到处都是出殡的队伍。当时的罗马皇帝叫提图斯，他看着受苦的民众，十分不忍，便去体察民情。然而，他也不幸感染瘟疫，于公元81年去世了。

80多年后的公元164年，罗马又爆发了“安东尼瘟疫”。这场瘟疫是从驻扎在帝国东部的军队中爆发的。相传，这支军队被派去镇压叙利亚的叛乱，随着军团的回归，传染病也跟着回到了罗马，之后很快蔓延到了罗马帝国的各个地方。这场瘟疫使罗马帝国的居民死伤惨重，不分性别、不分年龄，都有被传染的可能。甚至为死去的亲人哀泣的人，在料理丧事时也被感染，最终与死者在同一柴堆上被火化。这场瘟疫毫不留情地消灭了小亚细亚、古埃及、古希腊1/3的人口。这场瘟疫传播范围之广、持续时间之久，给人们留下了深刻的印象。

公元250年，罗马又出现了第三场大瘟疫，被称为“西普里安大瘟疫”，之所以这样叫，是因为这场瘟疫的情况，是被当时一个叫西普里安的基督教主教记录下来的，

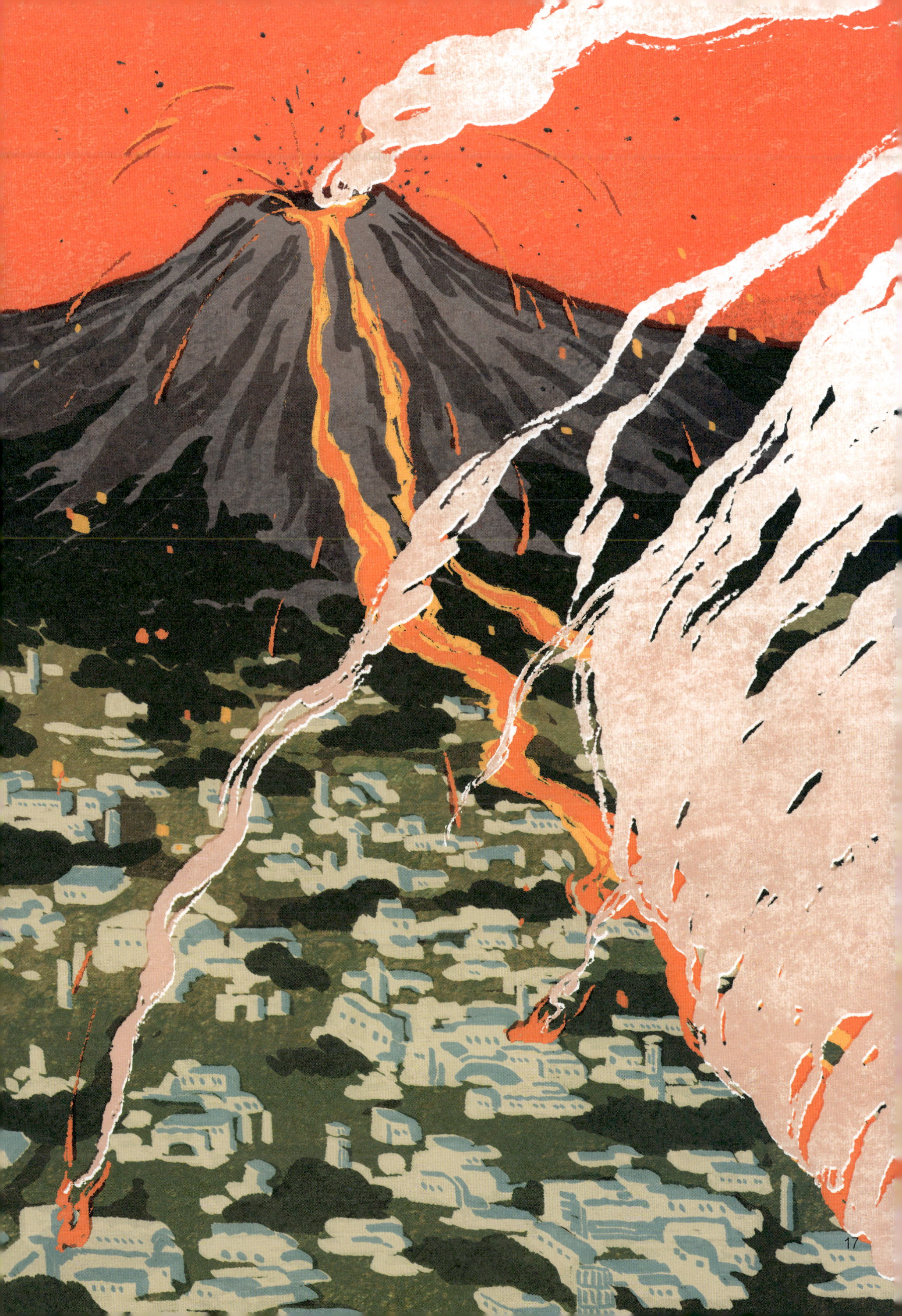

后人根据他的描述才知道了这场瘟疫的信息。在他的描述中，我们可以看到得此瘟疫的人出现的症状：剧烈腹泻，呕吐，喉咙肿痛、溃烂，发高烧。瘟疫不仅通过人与人的接触传染，甚至接触病人穿过的衣服和用过的物品也会被传染。被传染而死的人数远远超过了被治愈的幸存者人数。每天罗马城中有大约 5000 人死亡，对于当时身处其中的罗马居民来说，这样的境况堪比世界末日了！

罗马第四次著名的大瘟疫被称为“查士丁尼瘟疫”，它爆发于公元 542 年。这场瘟疫爆发前，罗马帝国已在公元 4 世纪分裂成东罗马帝国和西罗马帝国。到公元 6 世纪，居住在东北边的蛮族部落入侵了西罗马帝国。此时，不争气的西罗马帝国已经接连被哥特人和汪达尔人欺负，陷于四分五裂之中。这时，东罗马帝国的国王查士丁尼看到自家祖传的领土被霸占，心中愤愤不平，他下定决心，要重新统一东西罗马。于是他带兵出征，成功将至，却爆发了瘟疫。

公元542年，瘟疫毫无征兆地闯入了东罗马帝国的首都君士坦丁堡。感染瘟疫的人会突发高烧，一两天后患者的腹股沟或腋窝会出现典型的淋巴结腺状肿块。许多病人很快会陷入深度昏迷，有的病人则发展为高度癫狂，淋巴结溃烂，最后在极度痛苦中死去。据估计，这次瘟疫消灭了东罗马帝国1/3的人口，首都君士坦丁堡的居民死亡了约40%。在欧洲，它肆虐的地区北到丹麦，西至爱尔兰。除此之外，它还攻击了波斯、阿拉伯、非洲、中亚和南亚。瘟疫击碎了查士丁尼恢复昔日罗马帝国强盛的雄心壮志，罗马帝国也由此走向衰败。

解密“查士丁尼瘟疫”

“查士丁尼瘟疫”就是今天医学中的腺鼠疫，它是人类历史上可证实的第一次鼠疫大流行。鼠疫是一种由杆菌导致的出现在老鼠及其他啮齿类动物身上的疾病，这种杆菌是一位法国细菌学家亚历山大·耶尔森发现的。鼠疫杆菌也可以通过跳蚤等昆虫传播到人体内。

罗马帝国几次瘟疫大爆发的过程，都十分清楚地表明了人类文明进步与疾病流行之间的关系。我们可以看到，人类与遥远地区扩大交流后，虽然加强了各地区之间的联系，但也加速了流行性疾病的传播。

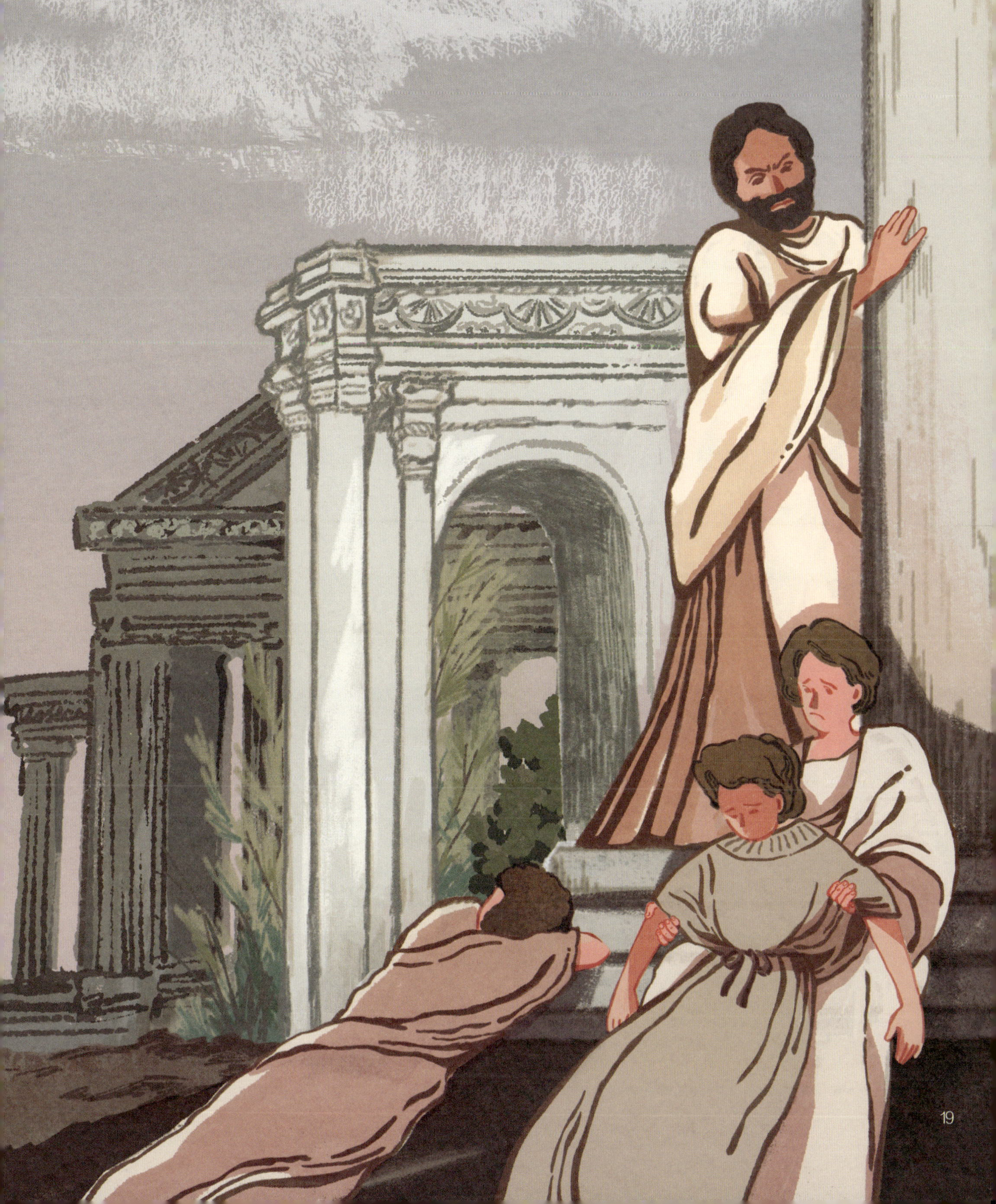

小老鼠带来的大灾难

老鼠在动物王国里只能算是个小动物，小小的身躯似乎难以造成什么大的伤害，然而以老鼠为传播媒介的鼠疫病菌可就不一样了，它们在历史上给人类带来了数次巨大的灾难。

鼠疫是一种古老的疾病，引起这种疾病的病菌是鼠疫耶尔森菌，老鼠等啮齿类动物都是其传染源，在 4900~3800 年前的古人遗骸中就发现有鼠疫的痕迹。到了公元前 19 世纪，在今俄罗斯西南部地区再次爆发鼠疫，这次疫情持续了 300 年左右。

鼠疫爆发

还记得前文提到的罗马帝国的第四次大瘟疫——查士丁尼瘟疫吗？没错，世界上的第一次鼠疫大流行，就是在那个时候。随着时间的推移，虽然鼠疫渐渐退出了罗马帝国，但是随着帝国的扩张，鼠疫早已隐身于各地。兜兜转转许多年后，它又在 14 世纪悄无声息地进入了欧洲人的生活，开启了第二波大屠杀！

世界上的第二波鼠疫流行从 14 世纪初开始，到 14 世纪中期结束。这一次，它有了一个新名字——黑死病。

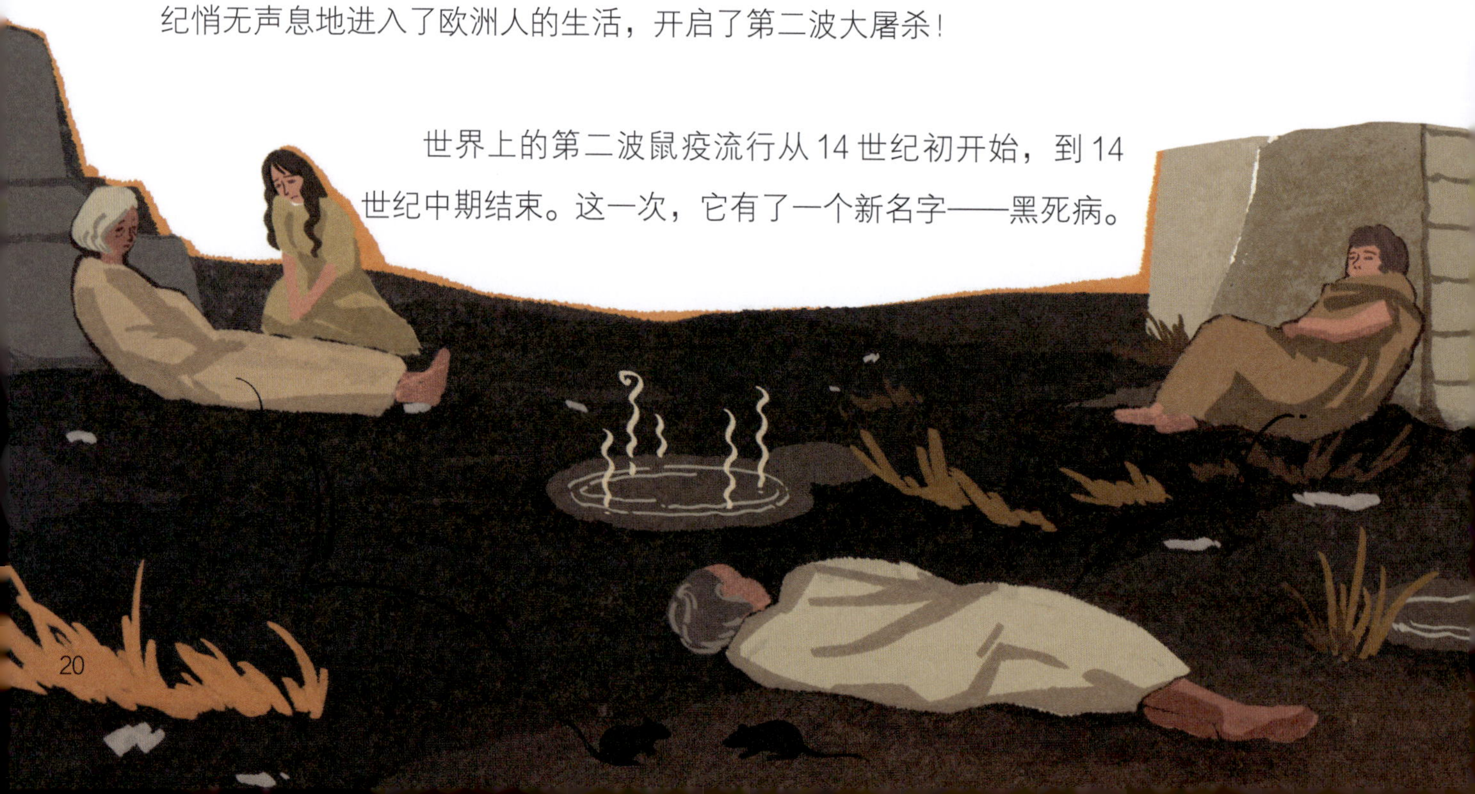

“黑”一方面指的是人死亡后尸体变成了黑色，另一方面指的是当时欧洲人的心理状态——他们当时每天的心情如同你独自待在黑暗的房间一样，内心极度的不安和恐惧。当时的欧洲人还称这场瘟疫为“大死亡”或者“大疾病”。

引发黑死病的主角

黑鼠，长着黑绒毛的小家伙！它与家鼠不一样，喜欢住在房屋、船上等有人群的地方。因此，黑鼠身上的跳蚤经常跳到人身上，通过叮咬传播鼠疫。由于黑鼠繁殖特别快，跳蚤数量也特别多，鼠疫杆菌很快就侵入在了人们体内，造成一场场悲剧。

为什么小老鼠会导致中世纪欧洲发生如此大规模的鼠疫呢？这就要从中世纪时期欧洲盛行的宗教文化以及老鼠的天敌——猫说起。在中世纪的欧洲，盛行基督教文化，这样的宗教文化认为，猫是不吉利的动物，因为它们会在夜间发出令人毛骨悚然的叫声，还长着闪烁着凶光的眼睛，特别像魔鬼的化身，会随时带来灾难。在这种思维的引导下，当时的人们看到猫就会绕道而行，或者干脆杀掉它们，以防出现厄运。于是，猫的数量越来越少，几乎濒临灭绝。没有了猫，老鼠就越发横行无忌，不断繁殖，泛滥成灾。

那时的欧洲人，所生活的环境也糟糕至极。许多城市污水横流，垃圾、粪便都是直接被扔出窗外，老鼠在街道上窜来窜去，整座城市臭气熏天。城市中除了贵族和有钱人之外，绝大多数平民都生活在拥挤不堪、通风不畅的狭小房屋里，有的房间小得只能放下一张床，一家人只能挤在这一张床上。当时的欧洲人还非常不喜欢洗澡，从贵族到平民，很多人身上都有活蹦乱跳的跳蚤。这些都为鼠疫大规模传播提供了极其有利的条件。

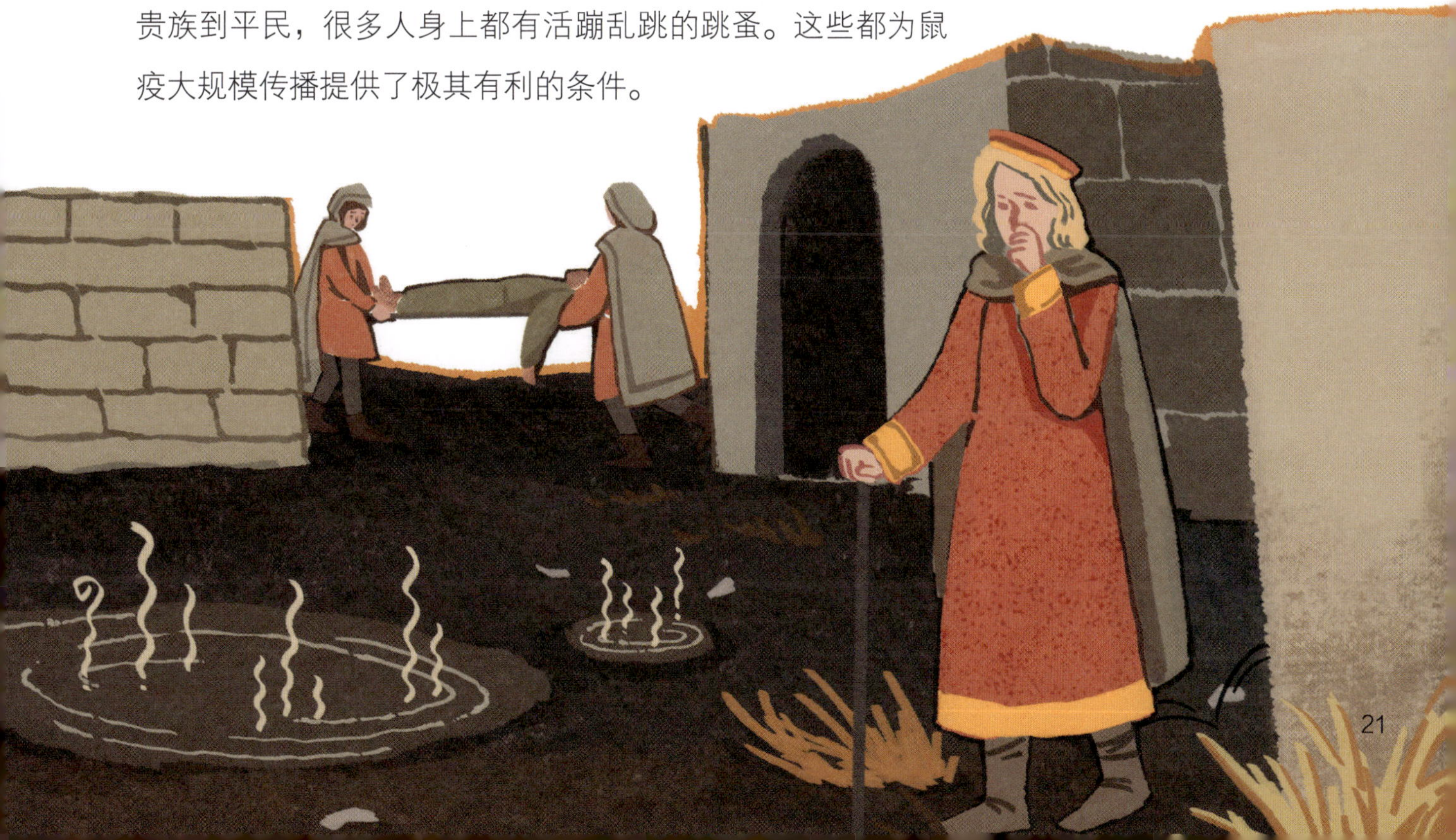

托拉的家庭悲剧

黑死病的死亡率非常高，据历史学家估计，当时因为黑死病死亡的人数达到2500万，约占欧洲和西亚全部人口的1/3。在黑死病爆发期间，有一个叫安格诺罗·德·托拉的人，是一位税务官，也是一位制鞋商。原本他有一个幸福美满的家庭，家中有五个孩子，每天下班回家他都能看到孩子们开心地玩耍，嘻嘻哈哈的欢笑声是对他工作一天最好的安慰。可是，黑死病来了，没过几天，五个孩子接连死去。而且因为黑死病，连为孩子们敲响丧钟的人都找不到了，托拉只能怀着悲痛的心情，找个好一点的沟渠亲手埋掉自己的五个孩子。

在广袤的欧洲大陆，和托拉一样的家庭悲剧每天都在上演。死亡的人那么多，就像世界末日一般，令人感到恐惧又绝望！

对付鼠疫的奇怪招数

人们为了活命，对付鼠疫无所不用其极，各种奇怪的招数层出不穷。

方法 1：当鼠疫扩散到英国时，在一个乡村，整个村子的人都被隔离起来，村庄边界的柱子上留有很多小孔，里面灌满了醋，或许是人们觉得醋能起到杀菌的作用，许多人还用醋来洗头、洗澡；

方法 2：“想要治愈黑死病，来买这些‘解药’”，当时欧洲的药店，到处都可以看到这样的广告，而这些“解药”，有毒蛇的油脂、蜘蛛网、蟾蜍毒、木虱、螃蟹等，五花八门，有的“解药”中甚至含有 100 多种奇怪的成分；

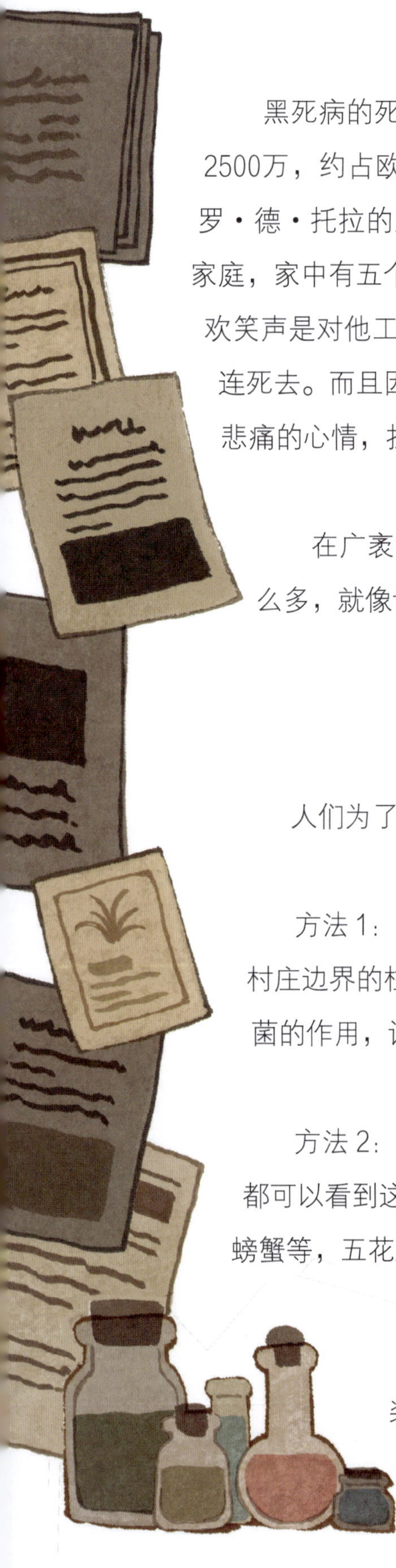

方法 3：17 世纪的医生发明了一种鼠疫防护服，俗称“乌鸦套装”，面罩上有一个大大的长喙，里面装满了香料，用来抵御难闻的味道，这种防护服宽大的长袍和面罩，一定程度上减少了跳蚤与人体接触，从而起到了预防的作用；

方法 4：在当时的欧洲，犹太人死亡人数不多，因此人们认为是犹太人向水井里投毒并传播了疾病，事实上，犹太人懂得隔离传染病人的医学常识，所以死亡人数并不多，一些别有用心的人就诬蔑犹太人与魔鬼勾结，他们说，只要消灭犹太人，瘟疫就会自行消失，以此为依据，犹太人被大规模屠杀。

在广袤的欧洲大陆，和托拉一样的家庭悲剧每天都在重复上演。死亡的人那么多，就像世界末日一般，令人感到恐惧和绝望！除此之外，还有很多更奇怪的方法，比如用尿液洗澡，用洋葱吸附“毒气”，将染病者关在门和窗全部钉死的屋子里饿死等。只有你想不到，没有他们做不到。不难看出，在死亡边缘挣扎的人们是多么疯狂！

鼠疫的终结

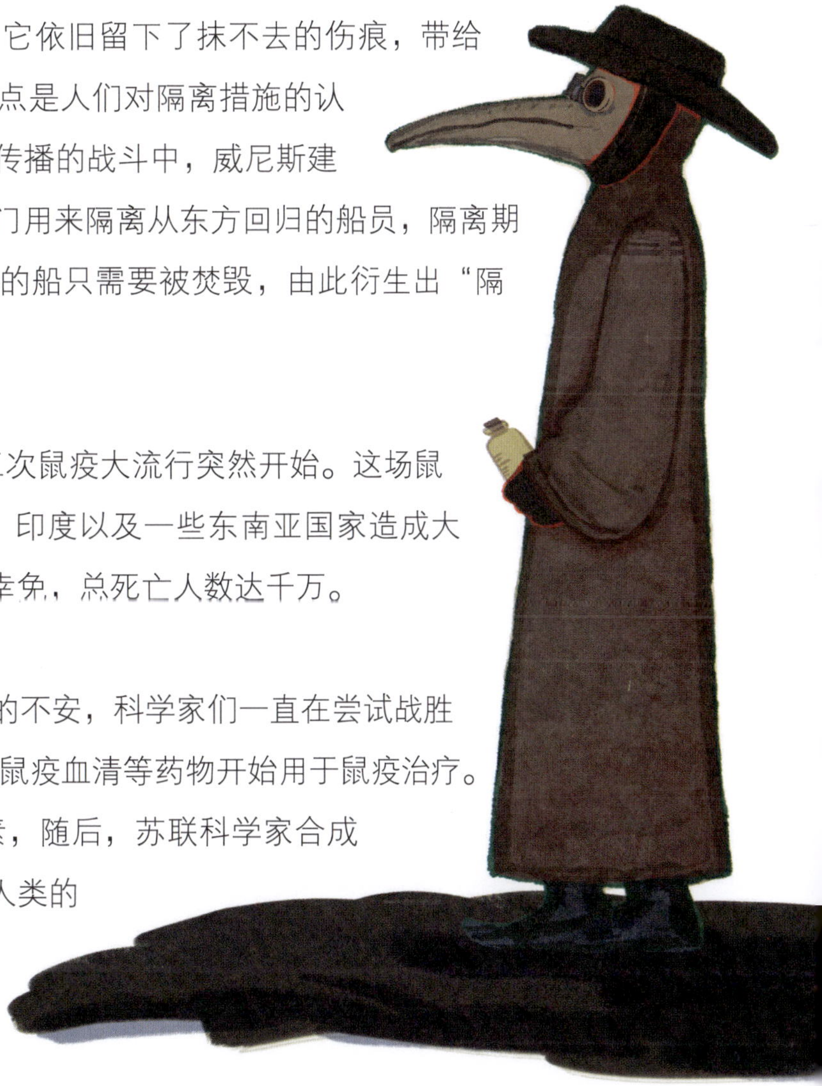

好在黑死病终于从欧洲离去，但它依旧留下了抹不去的伤痕，带给欧洲人无数思考，其中最为突出的一点是人们对隔离措施的认知和卫生意识的增强。在阻止黑死病传播的战斗中，威尼斯建议，在某一个地方建立许多站点，专门用来隔离从东方回归的船员，隔离期是40天。同时严格控制移民，违反者的船只需要被焚毁，由此衍生出“隔离防疫”一词。

到了 19 世纪末期，世界上的第三次鼠疫大流行突然开始。这场鼠疫波及 60 多个国家和地区，在中国、印度以及一些东南亚国家造成大量人口死亡，非洲、美洲各国也不能幸免，总死亡人数达千万。

鼠疫的不断侵扰给人们带来深深的不安，科学家们一直在尝试战胜它。终于成功了！ 20 世纪 40 年代，抗鼠疫血清等药物开始用于鼠疫治疗。1944 年，美国人瓦克斯曼发明链霉素，随后，苏联科学家合成鼠疫疫苗。攻克鼠疫药物的发明，让人类的医学发展又向前迈进了一大步。

中国古代的医学成就

疾病给人类带来了巨大灾难，但人们在疫病的防治上也积累了大量经验，逐渐形成了医学这门学科。世界各地的人们在与疾病的漫长抗争中，都取得了自己独特的医学成就。但是在古代科学技术并不发达的情况下，能够形成完整医学体系的国家并不多见，中国就是其中一个。中国医学历史悠久，博大精深，既有成熟的理论，又有行之有效的治疗方法，形成了独具特色的医疗体系，堪称世界文化宝库中熠熠闪光的明珠，值得我们骄傲。

远古时期的中医

远古时代，我们的祖先在劳动生产中创造了原始医学，正如前面讲到的神农氏，他既是中国神话传说中最早的医者，也是原始农业的发明者。在中国最早的文字甲骨文中，“医”字写作“毉”。这个字上面的“殹”指的是因为痛苦而发出的呻吟的声音，而下面的“巫”则是治病的人，两者放在一起就是“医”字最早的形态。

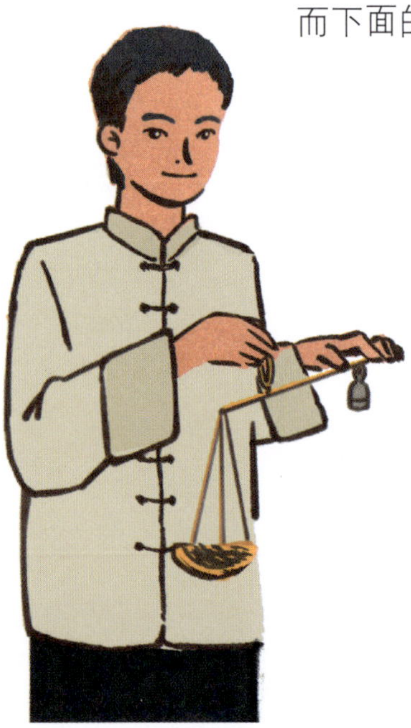

到了周朝，有了食医（营养医）、疾医（内科）、疡医（外科）、兽医的医学分科，也有了除虫、灭鼠、改善环境卫生这些预防疾病的活动。春秋战国时期，医学在百家争鸣的活跃气氛中发展迅速。战国时期名闻天下的扁鹊，提出了“望、闻、问、切”四种诊疗方法，被沿用至今。

秦汉时期的医书和名医

秦汉时期，中医得到了进一步发展，开始形成自己的理

神奇的针灸

针灸是一种古老的东方疗法，起源于中国，包括针法和灸法。针灸在中医治疗中发挥了很大作用，它建立在经络学说的基础上，治疗效果显著。

针法可追溯到大约 4 万年前，我们的祖先偶然发现，用一些尖锐的物体，如锋利的石头刺破身体的某个部位居然会减轻疼痛，便记录下来。所以，古书中将专门用于刺扎身体的石头叫作砭石。砭石出现在距今 8000 到 4000 年前的新石器时代。砭石还可用于排脓，因此又被称为针石。灸法的起源也可以追溯到原始社会，和针法一样，祖先们发现，身体某个部位的病痛，经过火的烧灼、烘烤会得到缓解或消除。经过长期摸索和实践，便形成了灸法。针法和灸法共同构成了我国独有的针灸疗法。

针灸是中医必不可少的组成部分，并且在很早以前就传到了国外。约公元 6 世纪，针灸疗法传到了朝鲜和日本。7 世纪时，日本多次派人来中国学习，之后在自己的医学教育中设置了针灸科，直到今天，日本仍开办有针灸专科学校。法国、德国、意大利、英国、荷兰等欧洲国家在公元 16 到 17 世纪也先后接触针灸疗法，并在 19 世纪广泛传播开来。直到现在，针灸疗法已遍及世界各个国家和地区，被世界许多国家所接受。

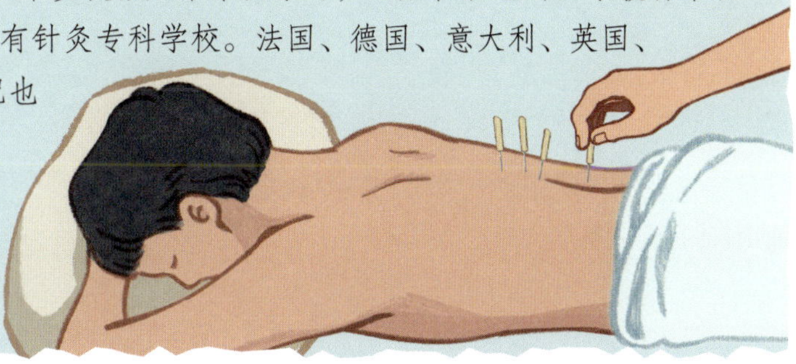

论体系，《黄帝内经》《神农本草经》《伤寒杂病论》等一大批中医著作出现。《黄帝内经》是目前已知最早的中医著作，里面总结了大量医家经验，不仅记录了人体的解剖、生理、病理，还有疾病的诊断、防治的方法，初步奠定了中医学的理论基础。

《神农本草经》是我国现存最早的药物医书，总结了汉代以前的药物知识，书中记述的黄连治痢、常山截疟、麻黄治喘、水银治疥疮、苦楝子驱虫等药方，经千百年来的临床验证，疗效颇为显著。其中记录的中药原理、配药规则以及用药原则，在几千年的中医临床实践中发挥了巨大作用。

《伤寒杂病论》是公元 3 世纪出现的一部医书，作者是有“医圣”之称的张仲景。张仲景生活在东汉，只因看到族人大量死于伤寒，便立志从医，博采众方，著成医书。他首先提出了对疾病要预防的观点，对中医的临床疗法作出了巨大贡献。他写的《伤寒杂病论》更是奠定了中医成为一门完整学科的基础。

东汉还有另外一位名医，就是大名鼎鼎的华佗。华佗是中国第一位可以对病人全身麻醉并且进行剖腹开颅等手术的“外科大夫”，并且发明了“麻沸散”。他还认为，体育锻炼可以帮助消化，疏通气血，增强体质，减少疾病，便将五种动物的姿势变化编成健身动作，发明了“五禽戏”，带着人们强身健体。“五禽戏”是最早将体育与健康相结合的科学防病方法。

唐宋时期的中医发明

唐朝是我国历史上的繁盛时代，在医学方面也是毫不逊色。其中最著名的成就，是诞生了世界上最早的药典——《唐本草》。它比欧洲在公元1542年颁行的《纽伦堡药典》早了800多年。《唐本草》一共54卷，包括本草、药图、图经三部分，记载药物约850种，在世界上有很大影响。

到了宋代，出现了我们熟知的中医针灸铜人，这是当时担任针灸医官的王唯一设计的。铜人是一对，是中医的教学模型。两个铜人上，精细刻制了人体的十二经脉和354 个穴位，作为针灸教学和医师考试之用。考试时，监考官将铜人穴位注满水，然后用黄蜡封住。考试时，若考生扎的穴位正确，就会有水流出。这是中国医学教育史上的一大创举。

明代时期的中医创举

到了明代，中国医学更是有了创造性的进步。最著名的就是医药学家李时珍写成的旷世巨著《本草纲目》，以及明代中期对天花的防治方法。

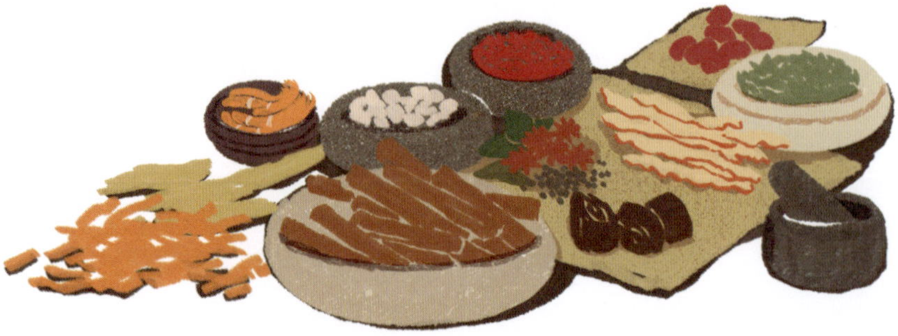

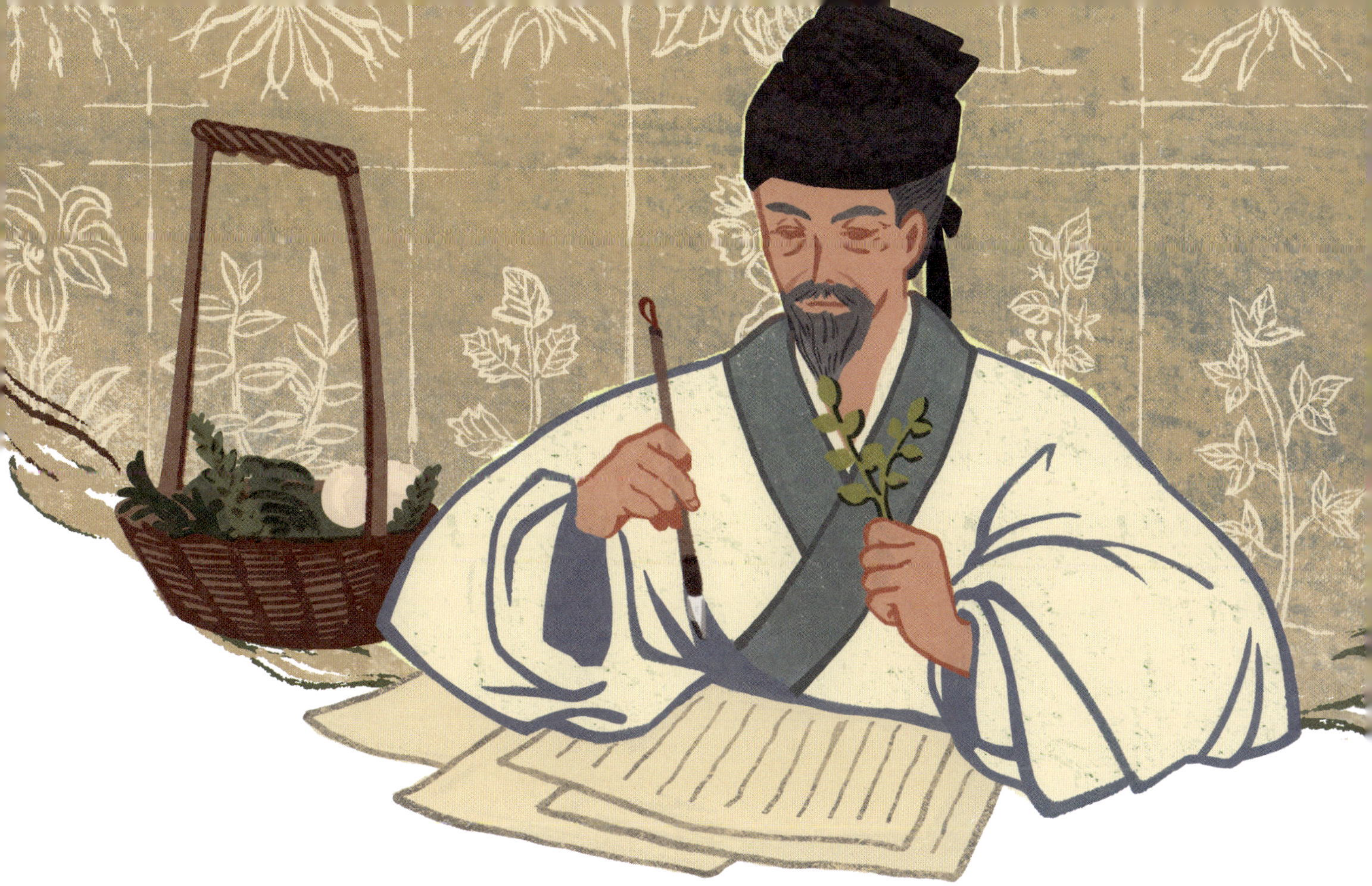

明代医药学家李时珍出身于医生世家。他从小就热爱医学，经常去山上采药，长大后在行医过程中，一边治疗人们的病痛，一边研究药物，了解了许多药用植物的生长形态，并对很多动物进行解剖或追踪观察，发现了动物入药的原理，还对矿石进行药用的提炼，可以说是我国化学实验的雏形。历时 27 年，李时珍终于写成了药物巨著《本草纲目》，该书收载药物 1892 种，附药方 10000 多个，对中国和世界药物学的发展作出了杰出的贡献。

同时，中国古人为了防治天花，发明了“人痘接种术”。人痘接种术在明朝中期被广泛使用，后来逐渐传到欧洲。

中医是中华民族灿烂文化的重要组成部分，治疗疾病的方法也十分丰富，除了刚才提到的方药、针灸之外，还有刮痧、火罐、水疗、浴法、熏蒸、推拿、按摩、捏脊等许多行之有效的疗法，至今仍广泛地用于临床。中医几千年来为中华民族的繁荣昌盛作出了卓越贡献，并以独特的诊疗方法、系统的理论体系、浩瀚的文献史料，屹立于世界医学之林，成为人类医学宝库中的共同财富。

天花——欧洲人的“致命武器”

天花是一种古老的传染病，人类与天花的斗争持续了非常之久。我国在明代发明了预防天花的疫苗。而欧洲人对天花，也一直走在斗争的路上。说起欧洲人与天花病毒的抗争，还要从发现新大陆这个事件说起。

新大陆的发现

1451 年 10 月，一个名叫克里斯托弗·哥伦布的小男孩出生在意大利热那亚的一个织匠家里。他从小就拥有强烈的好奇心，对父亲书柜里的一本书非常痴迷，这本书叫《马可·波罗游记》，书中描述了遥远的东方国度的故事。小哥伦布就梦想着有一天能够远洋航行，亲眼去看看书中描述的世界究竟是不是那个样子！

长大后，哥伦布如愿成了一名水手，并接受了当时比较流行的地圆学说，认为从欧洲出发一直向西航行，就可以到达传说中遍地是黄金、白银和香料的中国和印度。为此，哥伦布还专门制定了自己的航海计划。

然而作为一名普通的水手，哥伦布连租一条船的钱都没有，周围的人也都在嘲笑他，说他一直向西航行到达东方的想法非常愚蠢。在经历多次的冷眼与排斥后，他来到了西班牙。在这里，哥伦布终于有了实现梦想的机会。当时的西班牙女王对哥伦布的想法和计划表现出了浓厚的兴趣，决定帮助这个勇敢的青年。在她的资助下，哥伦布有了自己的船，一共 3 条！这些船载着哥伦布的梦想出海航行了。

一切都准备妥当，哥伦布带着一众船员从西班牙出发了。他们在大西洋中一路西行，在茫茫大海中漂泊。这对普通人的意志是一个极大的考验！就在船员的意志和体力都将

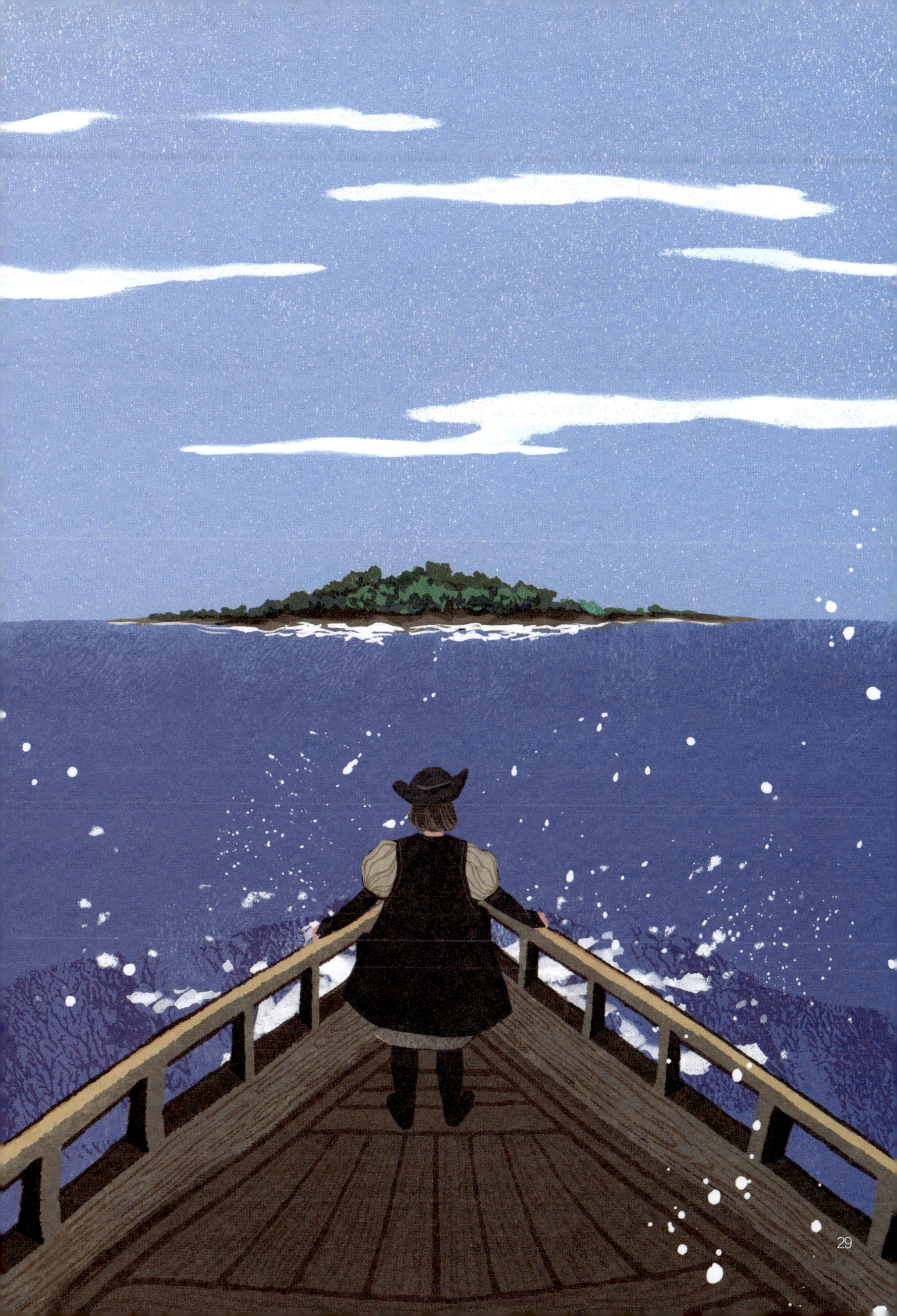

耗尽的时候，1492 年 10 月 12 日的清晨，小船靠岸了！哥伦布一下子从船上跳了下来，激动和喜悦之情溢于言表，悬着许久的心终于放了下来。就这样，美洲新大陆被发现了！

然而，哥伦布一直以为自己到了梦寐以求的东方国家——印度，但实际上他只是到了美洲海岸之外的一个小岛。他到去世时都不知道自己发现的是一块新大陆。

“致命武器”的登陆

1492 年哥伦布抵达新大陆，也意味着欧洲人对美洲殖民征服的开始。起初到达美洲的欧洲殖民者并不多，而美洲本土的居民印第安人多达百万，欧洲殖民者要想征服人数众多的美洲绝非易事。然而他们有一件神秘的“致命武器”，欧洲人用它完成了对美洲的征服，这件“武器”就是天花病毒。西班牙人带着天花病毒从伊斯帕尼奥拉岛登陆去攻击印第安人，随后，天花病毒又跟着欧洲人的远征军蔓延到美洲其他地区。可以说，正是由于天花病毒的蔓延，才使得西班牙人能以区区几百人的力量征服这片生活着几百万人的广袤的美洲大陆。

致命的“武器”天花，到底是什么？天花，是由天花病毒感染所致的一种急性发疹性传染病。它一般通过接触或飞沫传播，起初有发热、头痛、烦躁、周身酸痛、嗜睡以及呕吐等症状，继而出现全身大面积的疱疹。人一旦感染了天花，即便有幸活下来，疤痕也会一辈子跟随。

哥伦布发现美洲新大陆后，大批欧洲人蠢蠢欲动，都着急赶往新大陆去掠夺财富，他们中就有人携带了天花病毒。由于大多数欧洲人经历过天花，已经有了免疫力，不会再受到天花病毒的侵染。可是，天花却害苦了美洲本土居民，他们对天花病毒没有任何免疫力。天花使一些美洲印第安部落由最初的几百万人迅速减少到几千人，甚至完全灭绝，它让印第安人无法再反抗。最突出的事例就是阿兹特克帝国的覆灭。

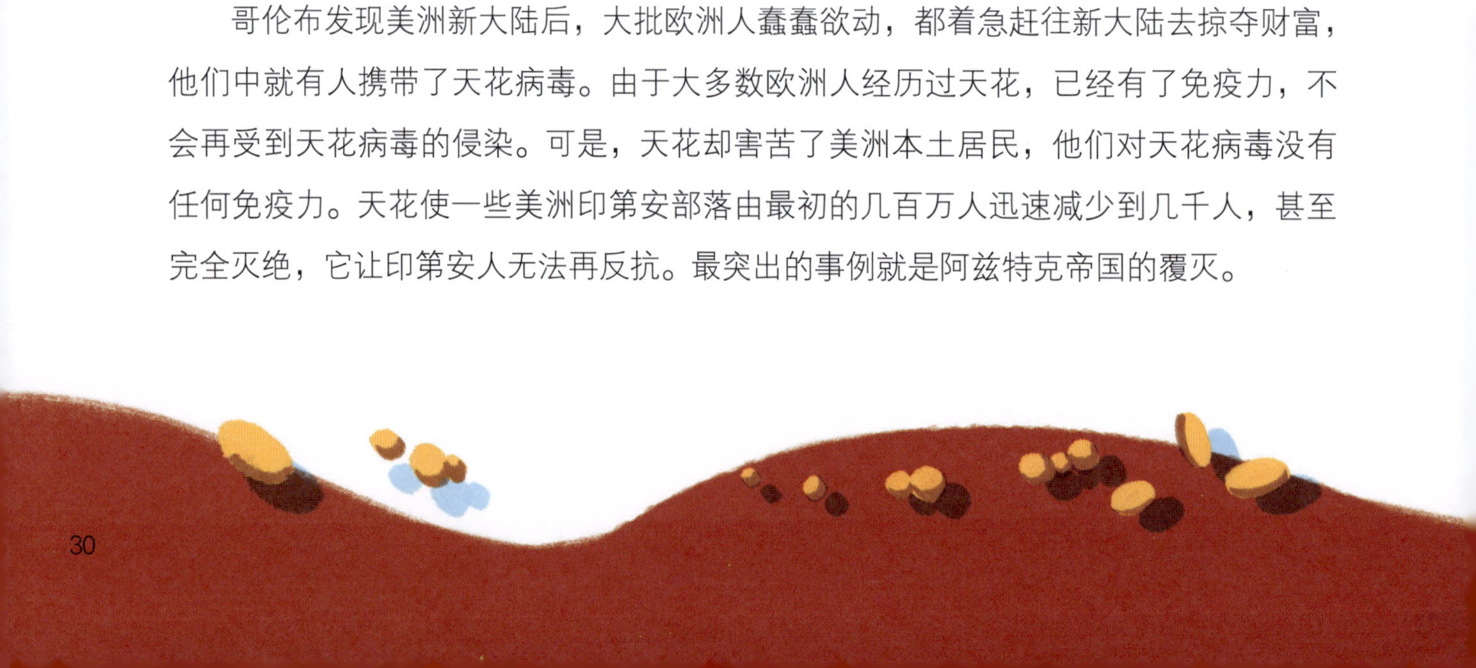

1520年，西班牙殖民者科尔特斯率领军队征服了北美洲的阿兹特克帝国，并对手无寸铁的男女老少实行了惨绝人寰的大屠杀。为了反击殖民者的残忍屠杀，阿兹特克人准备团结起来讨伐这些残忍的强盗。反击斗争尤为激烈，许多西班牙殖民者被打死，科尔特斯本人见形势不妙也狼狈逃走。然而，在反击的关键时刻，天花开始在阿兹特克帝国的都城特诺奇蒂特兰城大肆蔓延。结果阿兹特克人因天花肆虐无法采取有效行动，这给了西班牙强盗们重新反扑的机会，西班牙强盗们再次发动了侵略战争。城中的阿兹特克人由于感染天花病毒伤亡惨重，被殖民者围困在城中近3个月之久，没有水和吃的，只能用树皮充饥，但即便这样也没有一个人投降。最后，这座城还是被攻破了，阿兹特克帝国瑰丽壮观的都城在西班牙殖民者的践踏下成了一片废墟。

欧洲殖民者由于比南美洲的本土居民对天花更有免疫力，才在天花病毒肆虐的情况下，趁机进行掠夺和侵略，给南美洲带来了巨大的灾难。

人类一直在与天花做斗争，直到1979年12月，世界卫生组织宣布，全球已消灭天花。这标志着天花病毒被彻底消灭。

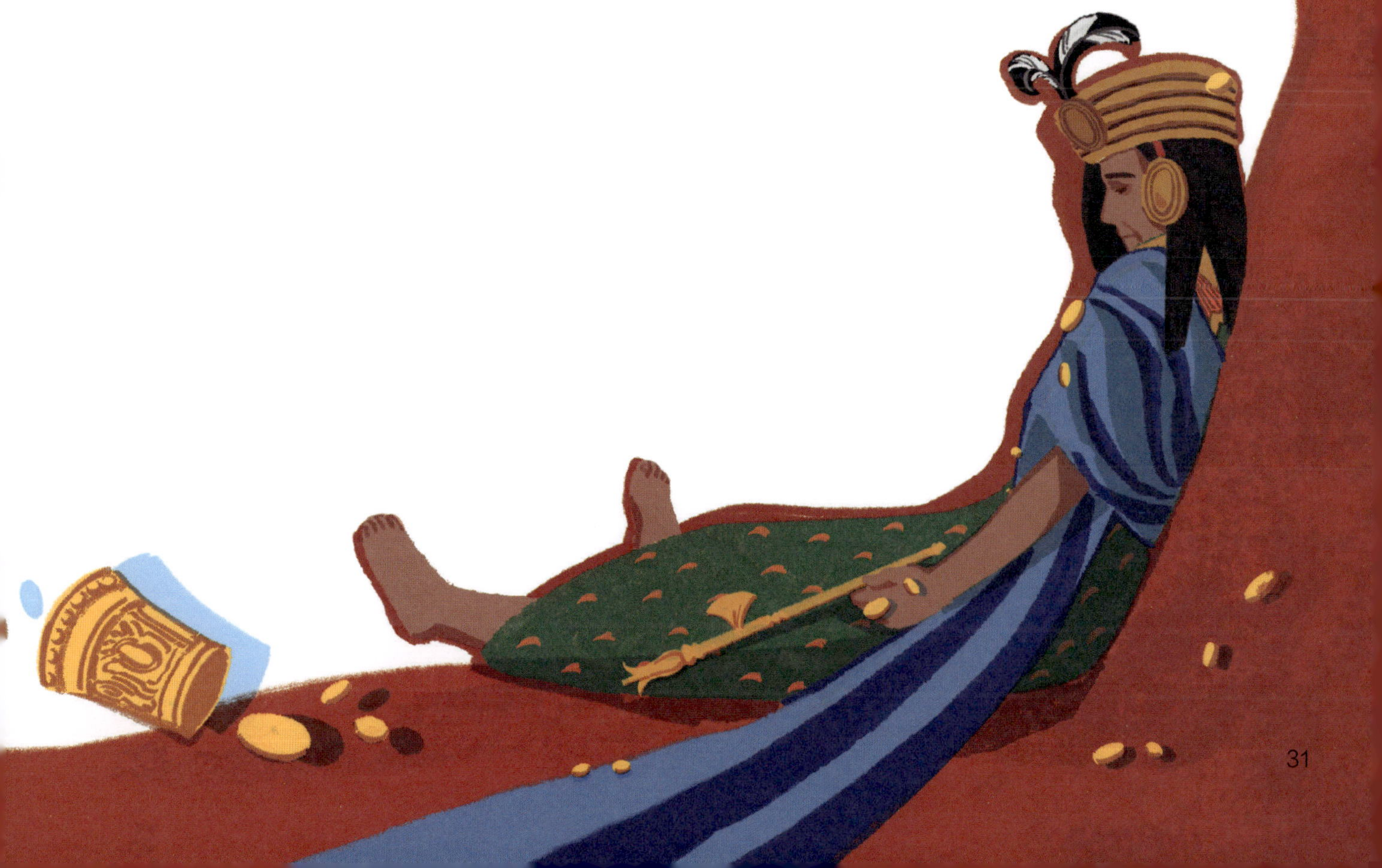

人类与梅毒的抗争

新大陆的发现是人类历史上一次物种大交换的开始，随后在新旧大陆之间出现了大规模的人口迁徙，人口迁徙又带来不同大陆间的动植物大交流，其中就包括各种微寄生物。前文说到的哥伦布远洋航行，带了一群跟随他探险的水手，这些水手中有些人是罪犯。当时西班牙女王答应他们，只要活着回来，就给他们自由。但女王没有想到，这群人真的回来了！但是，他们回来的同时还带回了美洲的传染病。这也许就是美洲印第安人对欧洲征服者的报复吧。

重获自由的哥伦布船队水手总共有 44 名，返航后就地解散的他们可以随意寻找栖身之所。于是，当 1494 年法国国王查理八世发动收复那不勒斯的战争时，一部分人投靠了法国军队并参加了战争。谁能想到，这造成了人类历史上第一次梅毒大爆发！

在与那不勒斯王国的战斗中，法国士兵中很多人出现了一种怪病——身体长疮，恶臭难忍，还伴随有关节疼痛的症状。很久以后，人们才知道，这种病叫梅毒。梅毒很快在军营中传播开来，感染的士兵纷纷倒下。没有了战斗力，这支军队迅速瓦解，法国被迫放弃这一战役。无功而返的士兵又将梅毒带回了法国，之后梅毒在全欧洲广泛流行开来，16 世纪中叶还传到了东南亚和东亚地区。

当时世界各国的人们都不知道这是一种什么病，英国人、德国人和意大利人把这种病叫作“高卢病”或“法国病”；法国人把它称为“那不勒斯病”或“西班牙疮”；波兰人称它为“俄国病”；土耳其人称它为“基督徒病”；印度人和日本人则称之为“葡萄牙病”。谁也不想把这种丑陋不堪的疾病冠以本国的名称。

如同欧洲人给印第安人带去天花病毒一样，梅毒病毒也为欧洲人带来了一场浩劫。

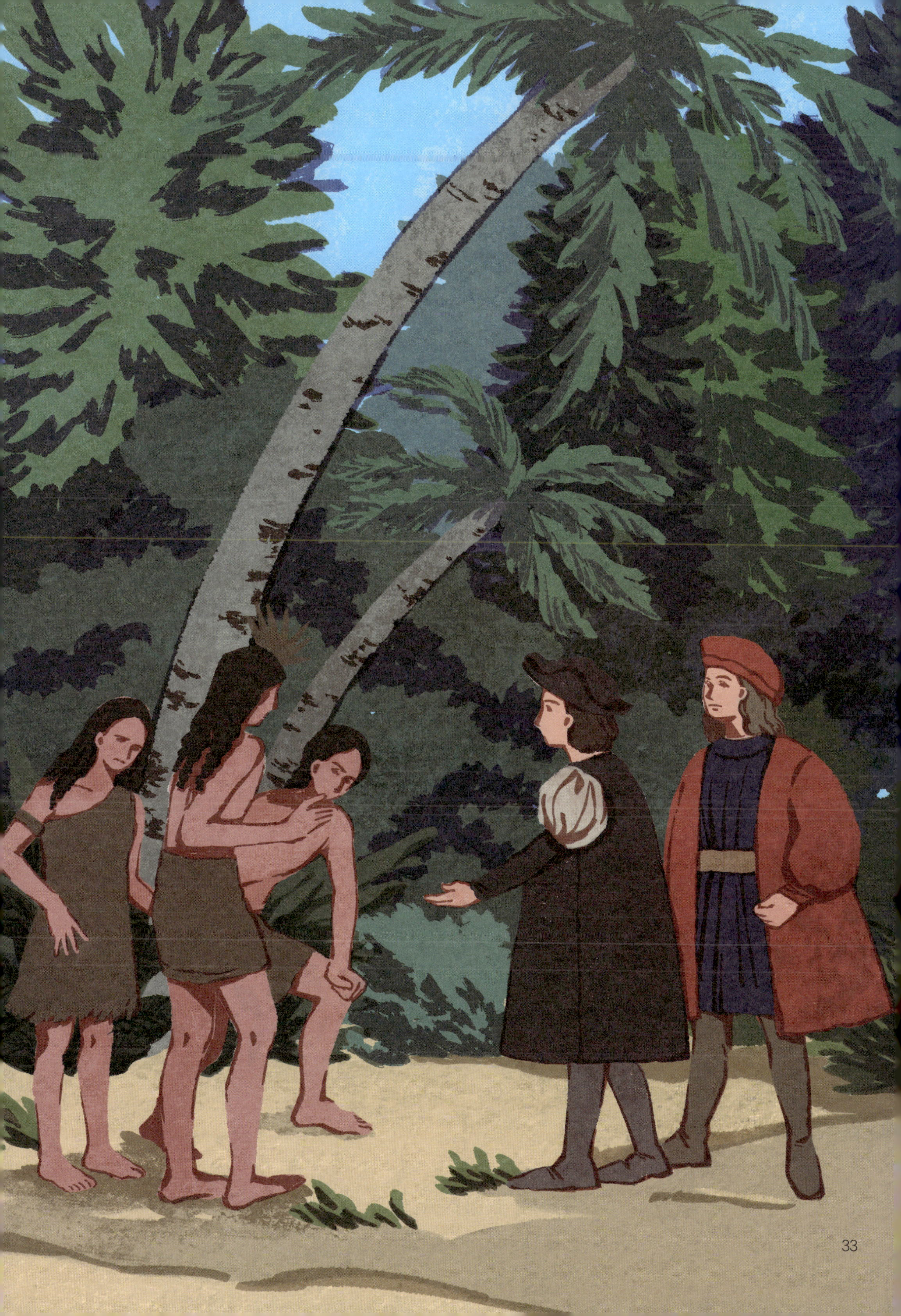

“恐怖的伊凡”

伊凡是俄国的第一位沙皇，他通过大刀阔斧的改革留下了显赫的历史功绩，但由于年轻时染上了梅毒，晚年时梅毒侵入大脑，使他患上了麻痹性痴呆。晚年的他变得性格暴戾，大开杀戒，简直和疯了没有什么区别：因为一次证据不足的谋反，他对诺哥罗德全城的居民进行了恐怖的大屠杀，五个星期内有数千人被鞭打致死；他甚至还对自己的儿子痛下杀手，用带有铁尖的权杖刺死了即将继承皇位的太子……被梅毒“控制”的伊凡仿佛变成了人间的“恶魔”。

不仅是伊凡，当时还有很多名人被梅毒折磨。前面提到的法国国王查理八世就死于梅毒，死时年仅28岁。英王亨利八世、法王法兰西斯一世等也都曾生活在梅毒的阴影里。

16世纪初，法国巴黎市民有1/3患有梅毒！除此之外，许多重要人物也患上了这种疾病，严重影响了他们的生活。

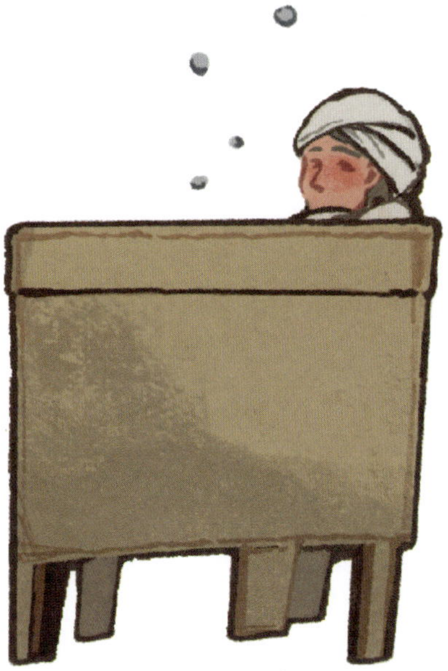

对抗梅毒

人们为了摆脱梅毒一直在努力。

最早被用来治疗梅毒的药物是汞，也就是水银体温计中那个银色的金属液体。从16世纪开始，人们通过口服、涂抹和蒸汽浴等方法来治疗梅毒。将病人裹在毯子中，放在热浴盆中或者用火烤，让患者不停出汗，之后给患者服用汞剂，或者将汞剂涂抹在已经化脓的伤口上。由于汞本身有毒，因此用汞治疗的过程非常痛苦，还很可能中毒，危及生命。

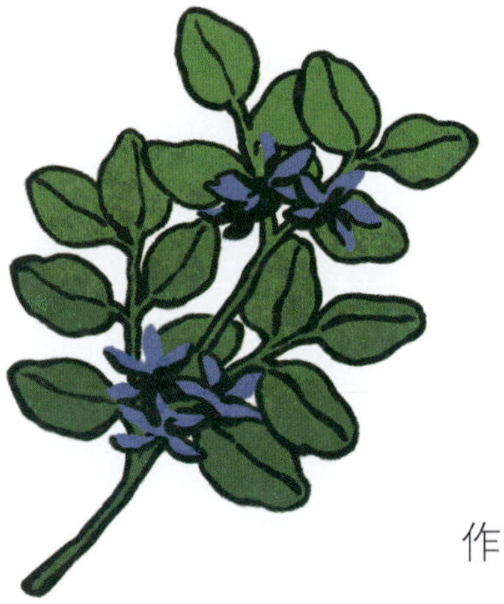

人们还尝试着从美洲寻找新的药物治疗梅毒，找到了一种叫作愈疮木的植物，它生长于美洲大陆的热带地区。梅毒患者将愈疮木奉为“神树”，因为利用愈疮木的汁液治疗梅毒，确实起到了一定的作用。于是，当时的人们认为愈疮木是治疗梅毒最好的药物。直到滥用这种治疗方法威胁到患者的生命时，愈疮木的“光环”才慢慢消失。

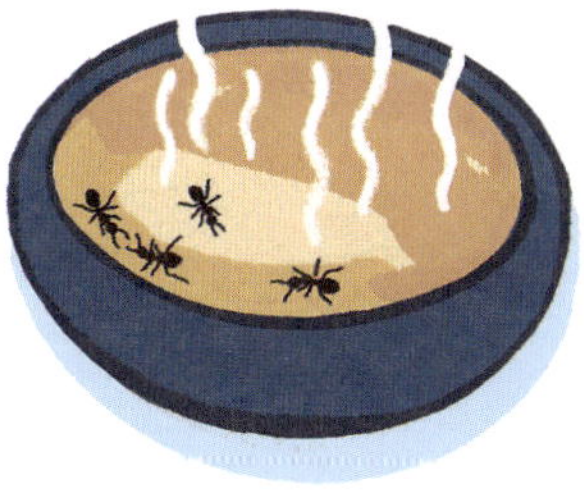

除了以上两种方法，人们还尝试过用烙铁烙患者身上的脓疮、口服水煮蚂蚁、水蛭疗法等奇怪的方法来治疗梅毒。主要是因为当时医疗水平落后，人们才会做出如此无知的行为！

一直到了 19 世纪下半叶，科学家们才开始在医学领域对梅毒进行科学研究。1905 年，德国两位学者弗里茨·绍丁和里希·霍夫曼在梅毒疳中发现螺旋线样的细菌，随后这种梅毒致病菌被命名为苍白密螺旋体。1906 年，一种新型血液检测法“瓦瑟曼反应”被研发出来，该方法可快速检测病人是否患有梅毒。1910 年，世界上首次出现治愈梅毒的希望——德国医生找到“魔弹”砷凡纳明，后用改良化合物新砷凡纳明代替。20 世纪 40 年代，随着青霉素的出现，才有了真正可以有效治疗梅毒的药物。

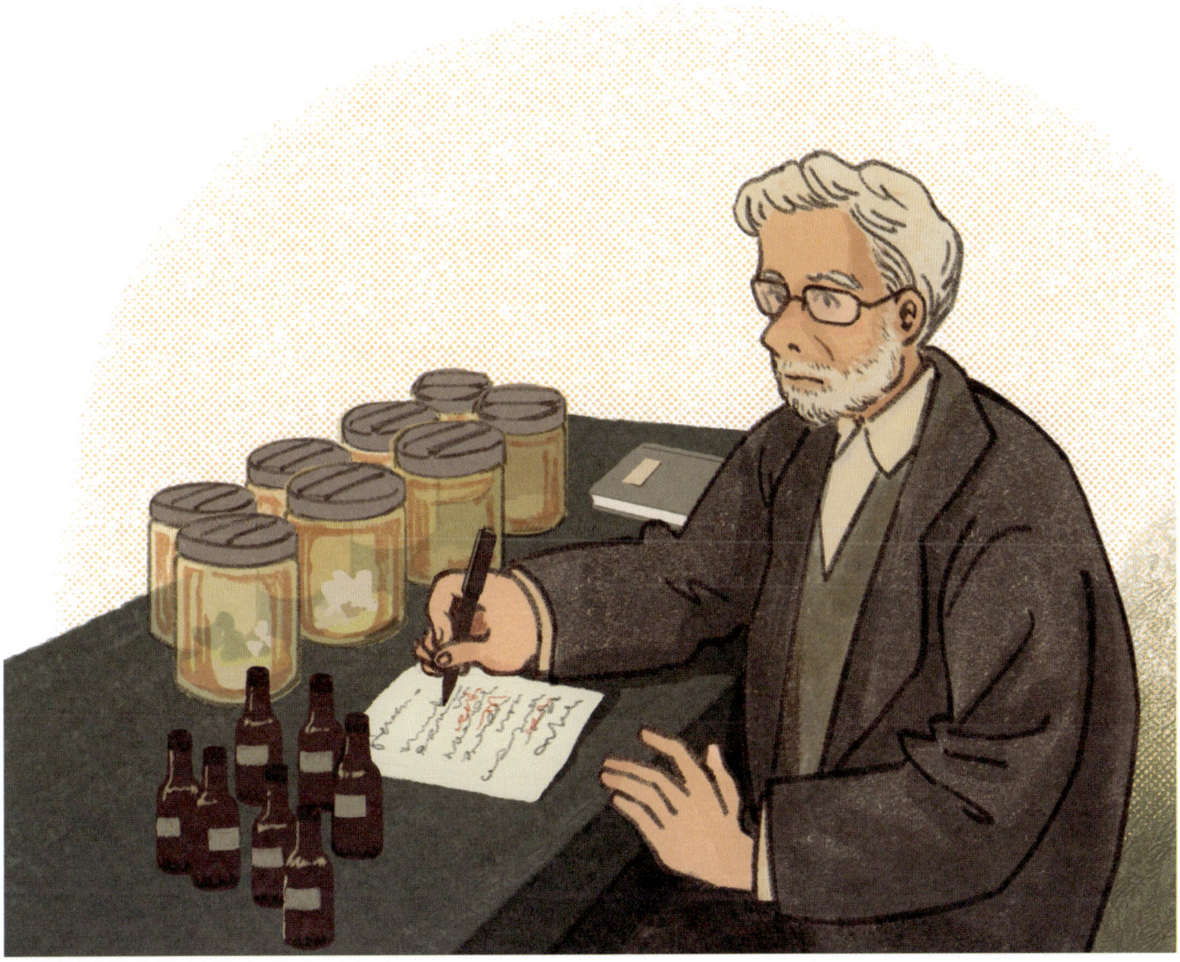

斑疹伤寒与拿破仑的失败

尘封的历史总是在不经意间被揭开。2001 年秋天的一天，像往常一样，立陶宛首都维尔纽斯的建筑工人正在埋头干活，熟练地挖掘地基，突然，一大批遗骸映入眼帘！随后，考古学家通过残破的军服、军帽辨认出这些遗骸分别属于拿破仑的 40 个不同军团。通过进一步测定和统计，他们发现坑内的遗骸并非因杀敌而战死，而是因疾病、寒冷或饥饿而死亡，之后被匆匆掩埋。当时到底发生了什么？

这一切还要从拿破仑这个传奇人物说起。拿破仑·波拿巴是 19 世纪法国伟大的军事家、政治家，也是法兰西第一帝国的缔造者。他出生于地中海旁一个叫科西嘉的小岛。有意思的是，科西嘉岛原本属于意大利，然而在拿破仑出生的前几周刚刚划给了法国，因此拿破仑一出生就成了法国人。

拿破仑长大后进入军校学习，成绩非常不错。别看他个子不高，年纪轻轻就立下了赫赫战功。凭借自己高超的军事指挥才能，他远征意大利、出征埃及，成功获得了法国人民的支持。1799 年，他在法国掌权，5 年之后，成为法兰西第一帝国的皇帝。在多次战争中，他率军相继打败了西班牙、普鲁士、奥地利、俄国等强国，除了英国之外，当时几乎整个欧洲都匍匐在他脚下。1810 年，拿破仑在欧洲的权威达到了巅峰，他统治的帝国从俄国和奥地利边境延伸至北海、大西洋和地中海沿岸。然而好景不长，原本臣服的俄国与法国矛盾不断升级，关系走向破裂。自信的拿破仑发布了新的命令：踏平俄国。然而，自出征俄国的那一刻起，拿破仑的大军便迈向了失败的征程。

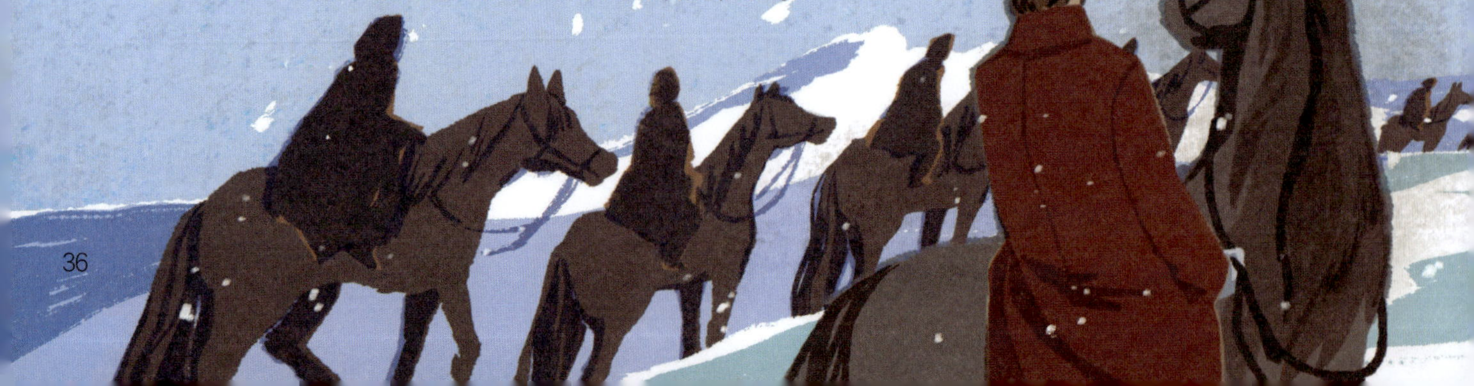

斑疹伤寒与战争

斑疹伤寒是一种急性传染性疾病，是由不讲卫生引起的。致病的病原体主要由虱子或老鼠携带。虱子喜欢藏在脏衣服缝里或动物的毛发中，并在其中产卵，还时不时钻出来看看外面的世界，顺便快速吸取人或动物的血液，过着快乐的“虱生活”。如果虱子从斑疹伤寒患者身上吸了血，就会携带病原体。之后，当它们在宿主身上排便，病原体会通过抓痕、伤口感染人体，也会通过鼻腔或口腔黏膜进入人体。

感染了斑疹伤寒会有这些症状：发热、精神错乱、剧烈头痛、肌肉关节疼痛、食欲不振、恶心，同时身体出现暗红色斑点样的皮疹，病人的身体会发出难闻的气味。斑疹伤寒造成的死亡率为 10%~40%，也就是说患病的每 10 个人里面就有 1~4 人会死去。

而斑疹伤寒与战争有着密切联系。因为战争使许多人聚集在一起，长时间穿同样的衣服，缺乏保持卫生的条件，再加上军队在行进过程中不大可能对衣物进行彻底清洗，于是这些肮脏又温暖的衣物便成了虱子迅速繁殖的温床。由于斑疹伤寒是一种会死人的疾病，因此必然会对战争的结果产生深刻的影响。比如，20 世纪第一次世界大战期间，士兵们就深受虱子的困扰而患上严重的斑疹伤寒。

俄国最显著的地理特征就是地域极其广阔，冬季十分寒冷。在交通还不太便利的 19 世纪初，拿破仑率领 50 多万人的军团进行远征，可以说是一个极其困难的挑战。很快，随着战争的推移，寒冷的冬季悄无声息地到来了，而士兵们依然只能穿着单衣，冒着凛冽的寒风向俄国前行，再加上卫生条件不好，不少人就患上了斑疹伤寒和其他疾病。浩浩荡荡的军队中无数人因斑疹伤寒倒下，拿破仑不得不在行军路上建起大量的简陋收容所来收治伤病军人。

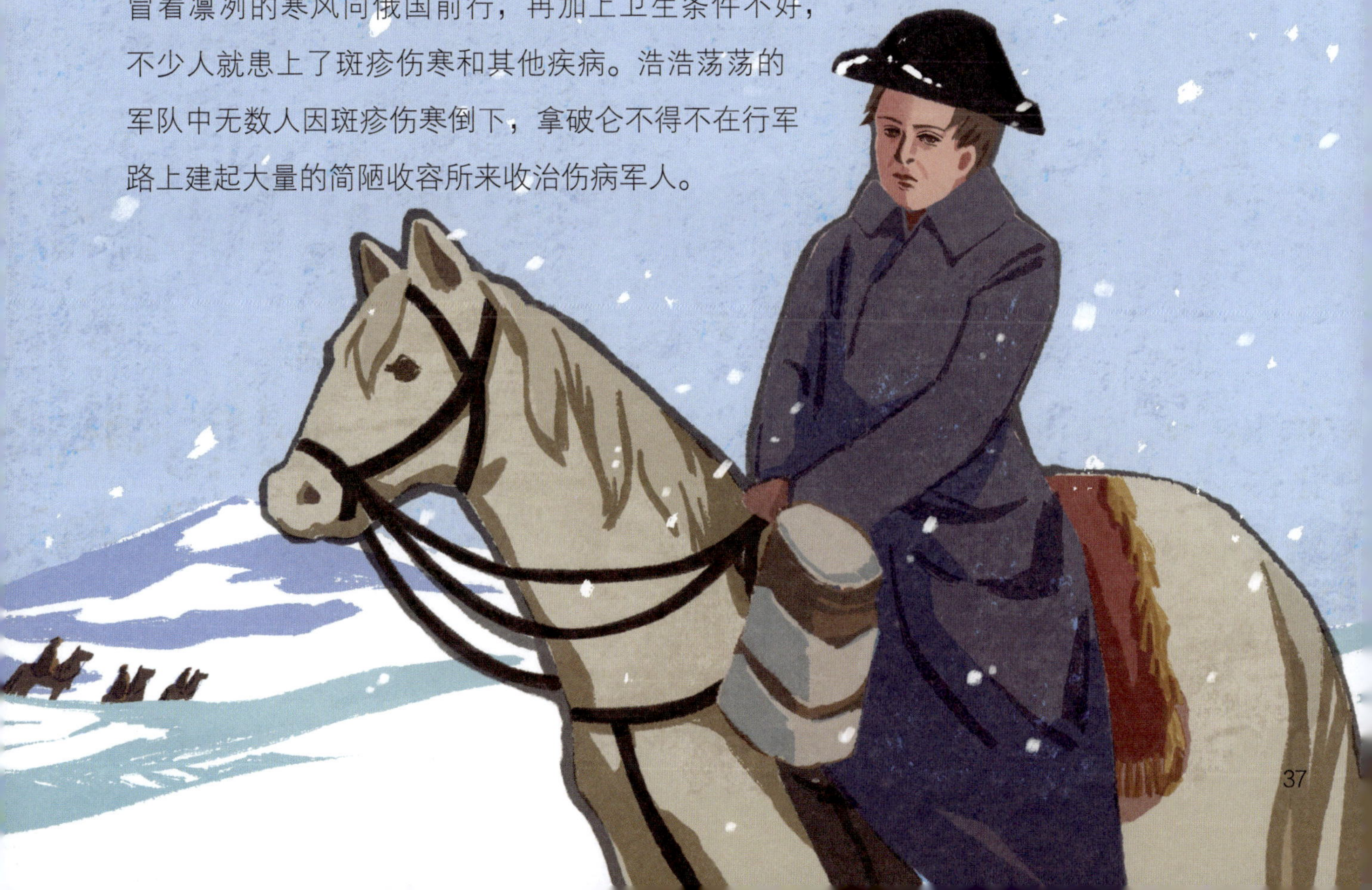

历经千辛万苦，1812 年 9 月，拿破仑的军队终于抵达俄国首都莫斯科，只是此时他的军队已经损失惨重，约26.5万人的主力部队只剩下了大约9万人，粮食也极度短缺，很多士兵已经多日没有进食。本想着进入莫斯科后大肆搜刮便可犒劳受冻挨饿的士兵，但拿破仑做梦也没有想到，俄国人为了不给他和他的军团留下任何补给品，将整座城市付之一炬，把城中粮食、衣物等通通烧掉，让莫斯科成了一座毫无价值的空城。不仅如此，俄国游击队还频频袭击拿破仑的部队，饥饿、寒冷、病痛、袭击不断侵袭着拿破仑军团。短短 3 个月内，一批批官兵相继倒毙，军队战斗力一日不如一日，于是万般无奈之下，拿破仑宣布撤军。

在撤军途中，生病的士兵面临的医疗条件变得更加恶劣。生病的士兵原本可以在来时沿途的医院得到救治。但这些临时医院在撤军时变得更加混乱，缺乏管理。医生只能使用低端的医疗设备，除了放血、用草药，以及将葡萄酒、水和少许柠檬汁混合起来当药水救治外，别无他法；护士也多是从当地居民中招募来的，毫无经验。

然而拿破仑好像毫不在意有多少士兵能活下来，狠心的他下令禁止将伤员运回法国。这些因斑疹伤寒或其他病痛死在路上的士兵，尸体被随意抛进一个大土坑。最终，出征的 60 万人中只有不到 2 万人生还。

好像注定这是一件无法被遗忘的事情，大约两百年后，被掩埋的士兵遗骸被施工工人发现了。研究人员通过现代基因分析技术和古微生物学知识，在这些士兵的牙髓中检测到了斑疹伤寒病毒，并且发现取样检测的士兵中约 1/3 都染上了这种疾病！

立克次氏体

1909 年，美国病理学家霍华德·泰勒·立克次和他的助手在墨西哥研究斑疹伤寒，并在病人和虱子体内找到同类病原微生物，证明这就是该病传播的根源。然而，因为同病人接触密切，他也患上了这种疾病，最终死于这种病。为了纪念这位伟大的科学家，他发现的这种病原微生物被命名为立克次氏体。

到了第二次世界大战期间，虱子仍然在士兵中肆虐。但此时，疫苗、杀虫剂（滴滴涕）、广谱抗生素相继问世给了人们战胜斑疹伤寒的信心。

战胜斑疹伤寒

疫苗：1937 年，美国公共卫生服务部的赫勒尔德·考克斯制备出一种疫苗，虽然不能防止斑疹伤寒传播，但能有效降低这种疾病的致病性。

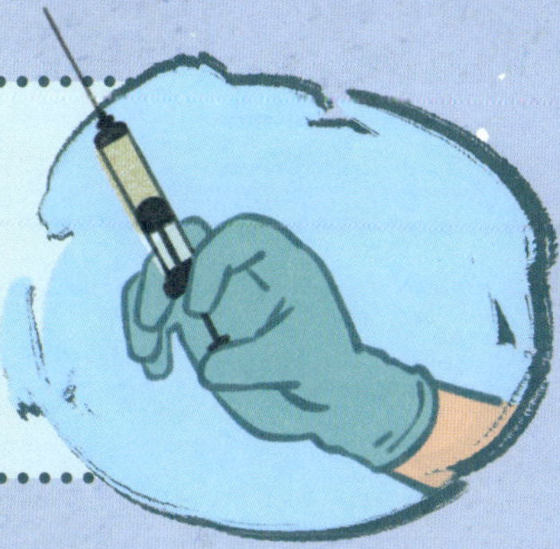

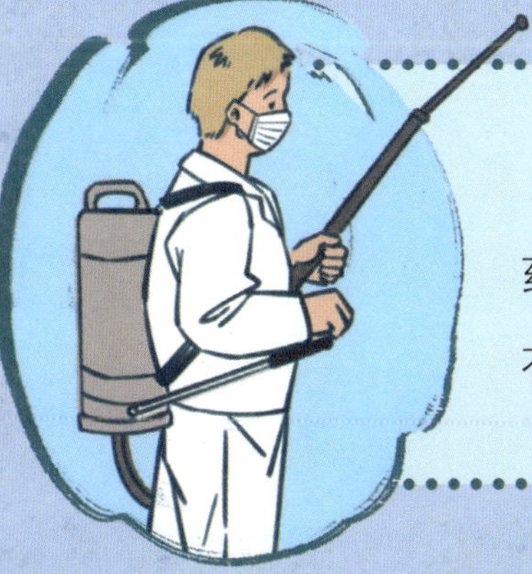

杀虫剂（滴滴涕）：人们用喷雾器喷洒药粉，士兵们站在喷雾中央，不需要脱掉外衣就可以杀死内衣上的虱子。

广谱抗生素：20 世纪 40 年代，广谱抗生素出现，它可以有效杀死导致斑疹伤寒的病原体——立克次氏体。

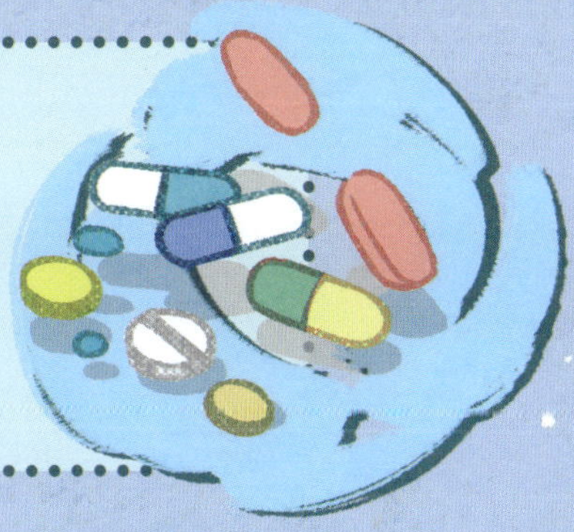

时至今日，人们已经不再惧怕斑疹伤寒，只是回望拿破仑远征俄国的历史，我们会唏嘘不已：如果那时疫苗、杀虫剂（滴滴涕）、广谱抗生素已经出现，拿破仑是否不会被虱子扰乱自己的宏图伟业，一举击溃俄国继续称霸欧洲？

霍乱下的城市

传染病家族中有三个很强的成员：一是天花，二是鼠疫，三是霍乱。鼠疫与天花的威力我们在前文已经见识过，那霍乱又是个什么样的传染病呢？它又凭什么与前两种疾病并称为传染病的“三大王牌”呢？

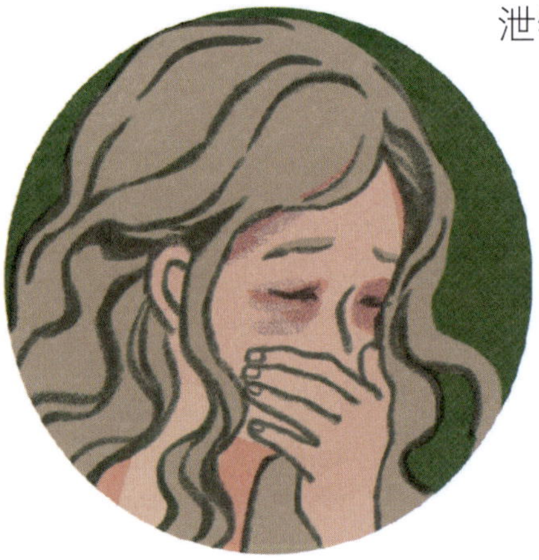

霍乱是一种急性肠道传染病。不幸感染霍乱的人会胃部极度不适，呕吐物和排泄物都像米汤一样，特别严重的，脸部瘦削，眼球深陷，整个身体表面变成铅色、蓝色、紫色或黑色。形似怪物，恐怖万分。发病及传播速度快是霍乱的特点。我们可以从霍乱的爆发次数中看到它的传播范围很广，它的传播与城市环境状况密切相关。城市环境好、废弃物少，霍乱爆发的可能性就小；反之，可能性就大。

很久很久以前，也就是人类社会早期，我们的祖先过着采集渔猎的生活，没有固定住所，为了填饱肚子到处迁徙，白天可能还在水边，晚上就到了山上。四处迁徙的他们或许对于废弃物毫不在意，更不用说处理它们了。但是，随着农业的发展，定居部落产生，第一批城市出现，废弃物的处理开始得到重视。人们需要将产生的废弃物不断地从居住点清除掉，甚至做一些简单的处理，包括简易堆放、挖坑埋掉或者用火烧掉，那时大自然可以降解绝大多数废弃物。

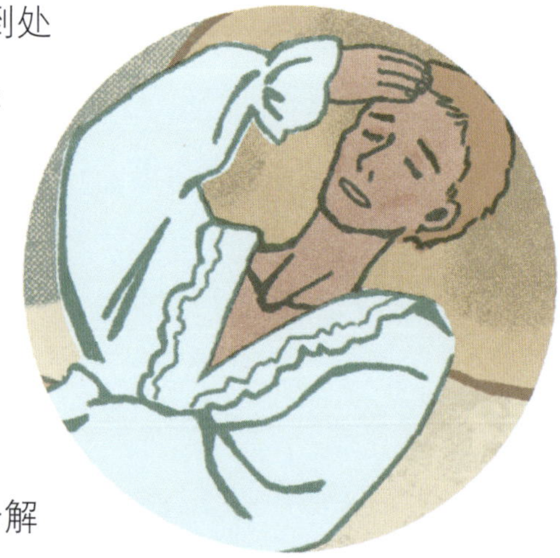

霍乱流行次数

第一次霍乱大流行：1817—1823年，从印度恒河流域扩散到整个亚洲，尚未传播到欧洲和美洲。

第二次霍乱大流行：1826—1835年，在亚洲、北美洲、欧洲地区肆虐，之后到达非洲。

第三次霍乱大流行：1846—1863年，从印度蔓延至全球。1854年是历史上霍乱最为严重的一年。

第四次霍乱大流行：1865—1875年，由埃及传播到英国，围绕着地中海地区传播。

第五次霍乱大流行：1881—1896年，从地中海沿岸发现，随后传到德国和英国。

第六次霍乱大流行：1899—1923年，从印度扩散到整个亚洲，随后扩散到东欧和南欧。此次流行在印度和中国尤为严重。

第七次霍乱大流行：1961年至今，这是历史上持续时间最长的一次霍乱大流行，霍乱从印度尼西亚向周边地区蔓延。直到今日，全球每年仍有约10万人死于霍乱。

从18世纪开始，人口越来越多，城市也越来越大，于是，城市生活废弃物的产量一下子变多，环境污染达到前所未有的程度。想象一下，如果你穿越时空来到了18世纪的法国巴黎街头，迎接你的将是扑面而来的粪便臭气。站在路边，你远远就能闻到路人身体和衣服上的汗臭气，以及他们嘴里呵出的腐臭气味。如果你想边走边欣赏巴黎沿途的风景，一定会大失所望，因为在塞纳河畔你只能看到脏兮兮且臭烘烘的河水。广场也是臭气熏天，宫殿里和桥下一样臭不可闻。最后，你可能会像当时的一位作家一样发出感叹：巴黎虽然是法国最大的城市，可是它真的好臭！

当然，巴黎只是许多城市中的一个典型，近代欧洲的许多城市如同巴黎一样，城市中的人们生活在废物堆里，适应着恶臭的环境。

大量的人口聚集也不可避免地带来生活污水的增加，这些污水未经处理，直接排入河流。随着工业化的发展，大批工厂产出的工业污水也一并排入同一条河，这些都为大规模传染病的到来埋下了隐患。位于伦敦的泰晤士河曾因污染而变成了一条无生命的河流，并引发了霍乱等疾病。1800年左右，泰晤士河的河水还比较洁净，里面有很多小鱼、小虾，种类繁多。工业革命后伦敦急剧扩大，人口增多，大量的生活污水、工业污水源源不断地排放到泰晤士河中。泰晤士河的天然自净能力有限，遭到严重污染。而当时居住在伦敦的人们的水源主要就是伦敦的8口浅井，或者直接从泰晤士河引水。

饮用水源的污染导致霍乱疫情连续发生，夺去了数以万计伦敦人的生命。

霍乱如同怪兽一样不停骚扰人类，掠夺人的生命。而医生和科学家们也在不断地寻求方法去打败它！1854 年，伦敦苏豪区的宽街出现霍乱，人们因为恐惧四处逃离，一位名叫约翰・斯诺的医生义无反顾地深入疫区中心，寻找病因和治病方法。他首先在一张地图上标明了所有死者住过的地方，发现所有的死者都饮用过宽街一个水泵的水，由此他发现霍乱是一种经水传播的疾病。他将调查结果报告给伦敦政府，政府便下令关闭了该地区的水泵，此次霍乱由此平息。此后，科学家们相继探索霍乱的原因。最终，德国细菌学家罗伯特•科赫在1883年发现了真正元凶——霍乱弧菌，它卷曲短小，像逗号一样。他也证实了霍乱弧菌的传播途径是食用了被污染的水源和食物，进而提出了控制霍乱流行的办法。

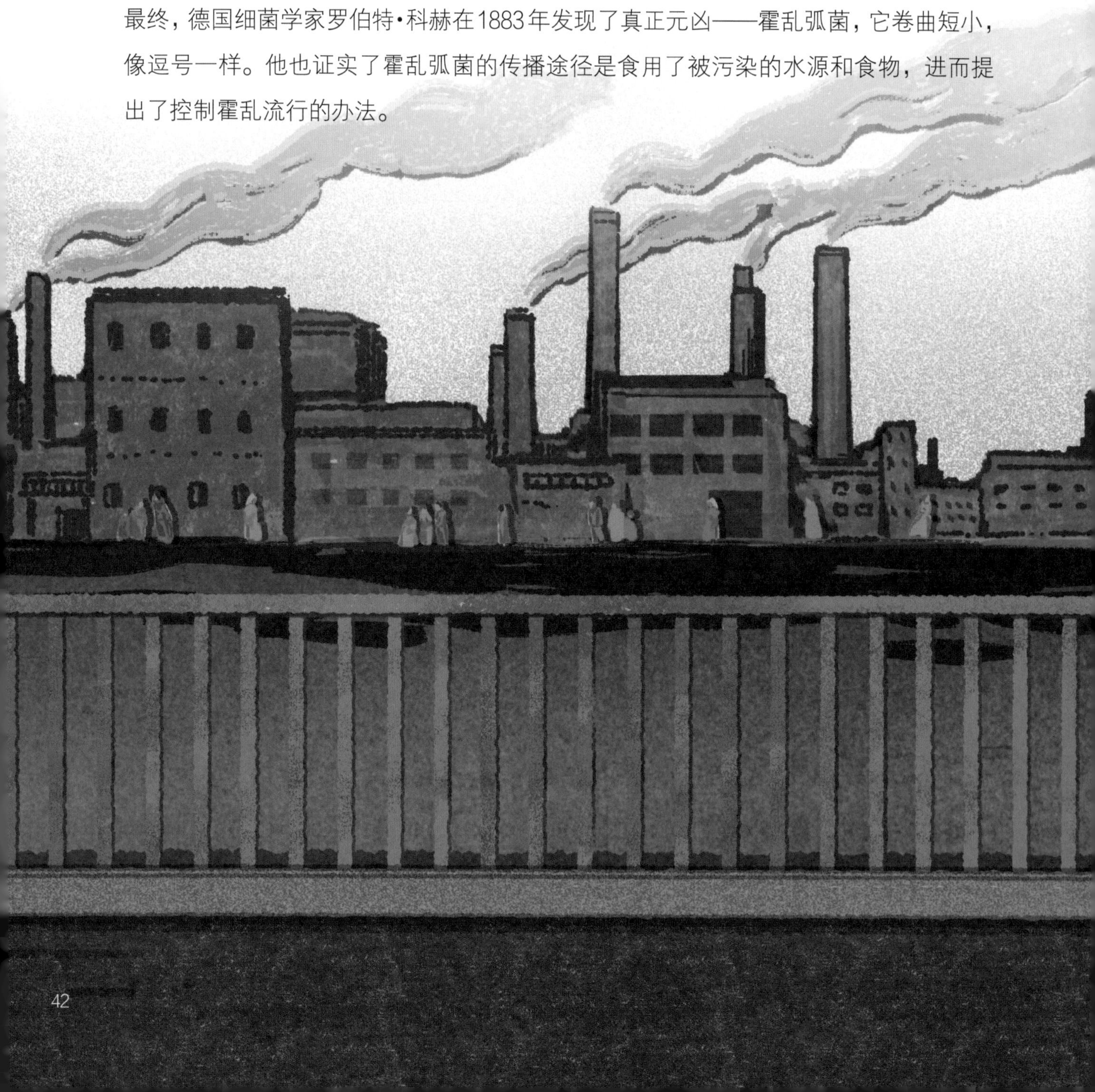

阻止霍乱的流行也改善了城市的公共卫生，以前污水横流的现象渐渐消失，城市变得干净整洁，焕然一新。霍乱病例渐渐减少，可是，它仍在世界某一处存在着。1998年2月，中国香港发生了霍乱，有市民因吃了从外地进口的食物而受到感染。此外，拉美地区也是霍乱爆发的重灾区，因为这里粪便、垃圾、有毒化学品以及工业废料不合理排放，以及过量使用农药与化肥，造成水资源污染，这些仍是霍乱等传染病的温床。

这一切都说明霍乱并未消失，我们仍需保持警惕。所以我们一定要认真洗手洗脸，不乱吃食物，保持良好的卫生习惯，霍乱才不会来找你哟！

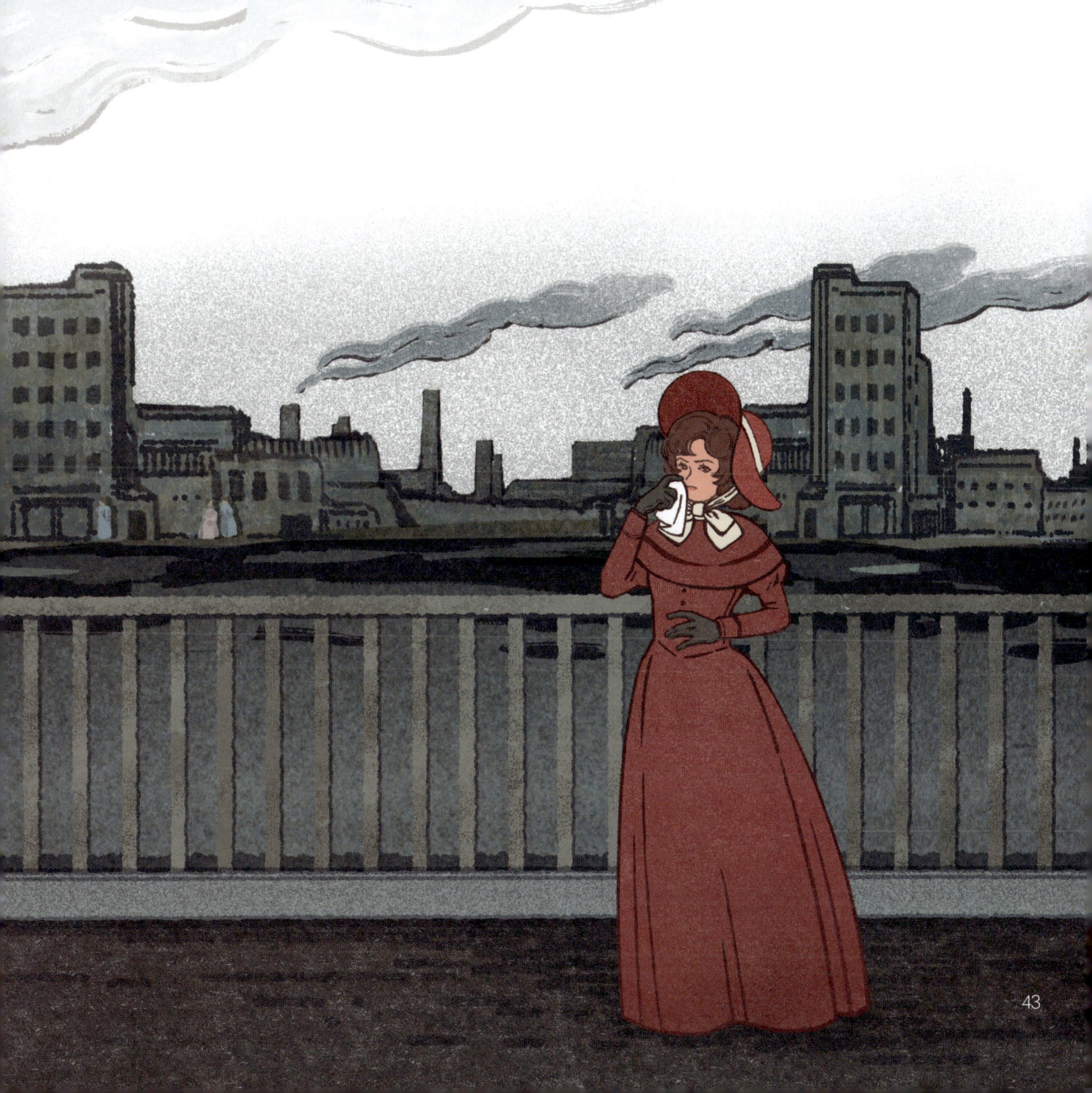

比人类还古老的疾病——结核病

玛格丽特咳个不停，一阵比一阵厉害，这是我到她家后见到的最严重的一次，我甚至觉得她的肺快被咳嗽声震碎了。可怜的人儿，脸色通红，难受得闭起了眼睛，一拿起餐巾擦着嘴唇，餐巾上面立刻沾上一滴鲜红的血。她连忙站起来，跑进了梳妆间。

——小仲马在《茶花女》中描写患有结核病的主人公

结核病是一种比人类都要古老的疾病，是由地球上最古老的生物演变出的一种有机物引起的。它的致病菌是结核分枝杆菌，结核分枝杆菌来自一种腐生生物，先传给冷血动物，再传给温血动物，最后传给人。结核分枝杆菌有一层蜡质的外衣，如同防弹衣一样，不易被免疫系统攻击。

结核分枝杆菌的发现

1882 年，在柏林生理学会议上，德国科学家罗伯特·科赫将他发现的结核分枝杆菌公之于众。科赫利用多种细菌培养基、显微镜摄影技术以及抗酸染色法，让善于“隐身”的结核分枝杆菌显露原形，终于揭开了它的神秘面纱。与此同时，他还发现结核病的发病有三个主要因素：一是结核分枝杆菌，二是个人的遗传因素，三是患者所处的社会环境。

结核分枝杆菌可以侵入人体的各个器官，影响其结构，形成“结核”，即肿胀组织的小瘤。这些瘤是身体组织对结核分枝杆菌产生反应而形成的。根据影响部位的不同，人们赋予了结核病不同的名称：淋巴结核被称为瘰疬，肺结核被称为肺痨或痨病，皮肤结核被称为寻常狼疮，脊椎结核被称为波特氏病等。

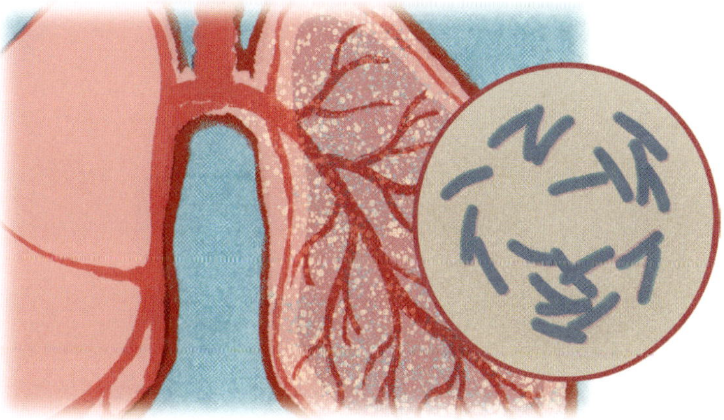

结核病常表现在肺部，即肺结核，主要通过咳嗽、打喷嚏等方式传播，这让很多人在不知不觉中成为肺结核患者。一旦受感染，病人可能会出现这样的症状：身体瘦弱、脸色苍白、胸痛、咳血，就像《茶花女》中的玛格丽特一样，因而肺结核又被称为“白死病”或“白色瘟疫”。

古老的结核病

科学家根据基因检测和遗传特点分析，结核病很早就与人类共存，大约 7 万年前，它就在非洲大草原同原始人一起“闯荡江湖”了。在古埃及时期的木乃伊骨关节中，发现了结核分枝杆菌的痕迹，这表明，结核病在公元前 4 世纪出现在埃及。中国古代对结核病最早的记载见于《黄帝内经》，书中描述的“大骨枯槁，大肉陷下，胸中气满，喘息不便”的症状与肺结核的症状十分相似。湖南马王堆汉墓出土的公元前 2 世纪的女尸辛追夫人，她的肺部也被发现有钙化点，也就是说，辛追夫人生前很有可能得过肺结核。

中国著名作家鲁迅在小说《药》中也塑造了一位患肺结核的角色，他的名字叫华小栓。为了治愈小栓的病，他的爸爸老栓从刽子手那里买来沾血的馒头给他吃，结果小栓还是死了。

对付结核病的神奇疗法

在疫苗和特效药出现之前，面对结核病，人类是无能为力的，只有各种猜测与摸索，于是在治疗结核病时出现了许多有趣的现象——

在古希腊，患有结核病的病人一般会被带到庙宇中接受护理，他们可以享受最好的食物，喝着牛奶唱着歌，锻炼身体强体魄。而古罗马的医生则会建议用尿液泡澡，喝大象的血，生吃狼的肝。中国古代也有用动物内脏治疗结核病的方法。阿拉伯人还用驴的奶水和研磨成粉末的蟹壳来治疗结核病。

从公元 12 世纪起，在欧洲，随着王权不断增强，结核病又有了新的另类治疗方式——用“国王的接触”来消除病痛，尤其在英国和法国，人们相信可以通过国王的接触来治疗淋巴结核。“国王的接触”仪式常常会在国王登基加冕之时举办，1722 年，法国国王路易十五加冕，就触摸了 2000 多位结核病人。

到了 19 世纪，随着王权的衰落，“国王的触摸”逐渐退出了历史舞台。这个时候，人们已经开始采用疗养院疗法治疗结核病。疗养院疗法的产生源

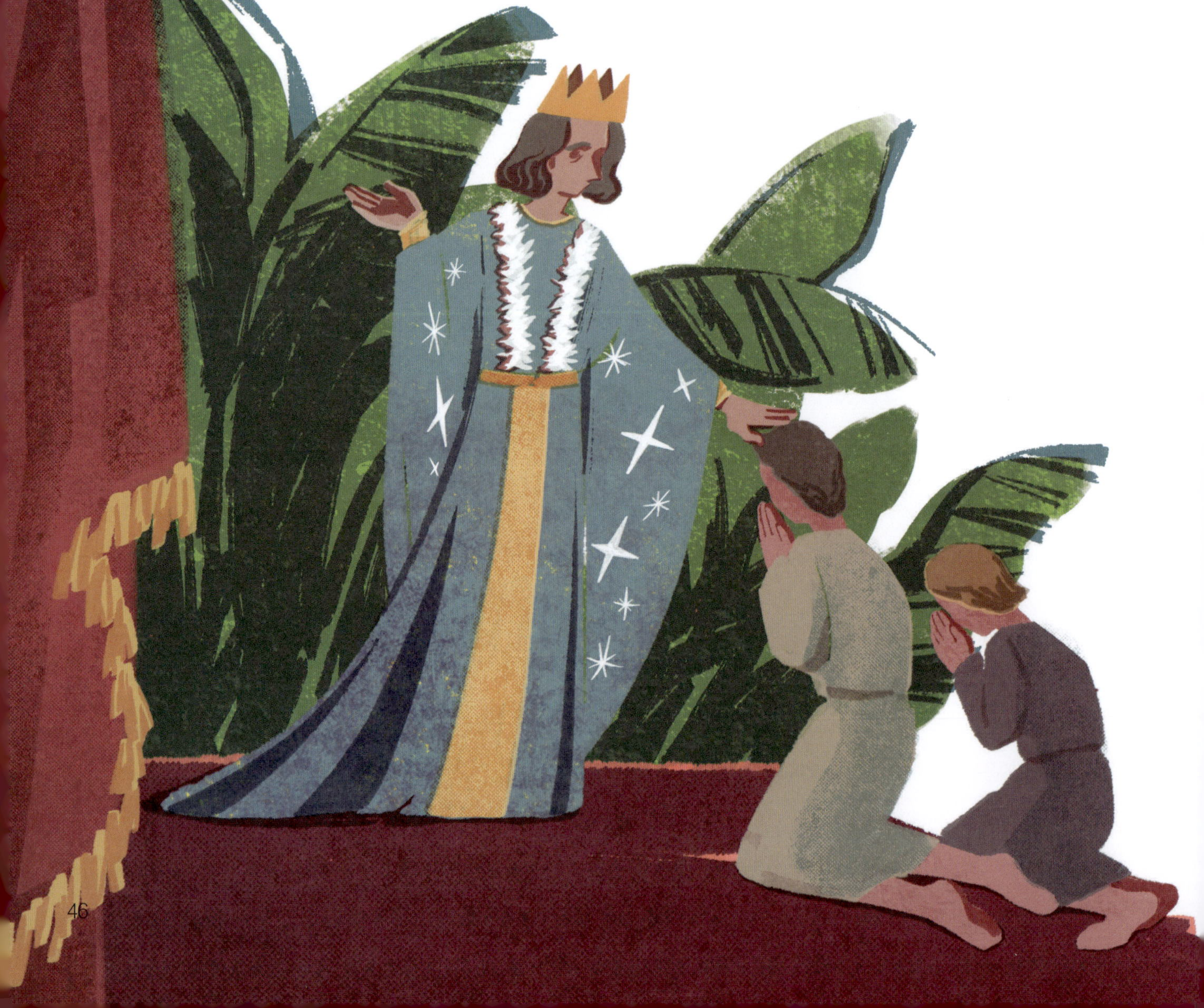

于人们对空气质量的追求，感染结核病的人往往希望去一个无污染的环境中康复身体，他们需要灿烂的阳光、新鲜的空气、充足的休息。于是，大批肺结核疗养院应运而生，专门接待这些渴望恢复健康的人。这些疗养院坐落于优美的风景区，绿树成荫，群山环绕。事实上，将病人安置于好的环境中会对病人产生一些安慰剂效应，但这并不会让结核分枝杆菌消失。直到进入 20 世纪的化学疗法时代，人类才有了真正战胜结核病的武器。

20 世纪 80 年代，结核病的发病率已变得极低，人们认为它不再是公共卫生的威胁。可是到了 20 世纪 90 年代，结核病又死灰复燃，因为艾滋病的泛滥将结核病的患病概率提高了许多，再次加速了它的传播速度。1995 年底，世界卫生组织将每年的 3 月 24 日定为“世界防治结核病日”。

人类战胜结核病大事记

20 世纪初，法国细菌学家阿尔伯特·卡尔梅特和卡米尔·介兰发明了卡介苗，用于治疗结核病。

1933 年，中国引入卡介苗。医师王良从法国巴斯德研究院带回卡介苗菌株，在重庆进行卡介苗的研究和生产。1937 年，刘永纯在上海制造卡介苗并用于接种。

1943 年，链霉素作为治疗结核病的有效抗生素被发现。

1952 年，三联疗法（链霉素、氨基水杨酸钠和异烟肼联合用药）被应用。

1959 年，采用不住院化疗法治疗结核病。

20 世纪 60 年代中期，采用间歇疗法治疗。之后，广谱抗菌药物利福平研制成功，结核病的治疗疗程被极大缩短。

20 世纪 70 年代以来，短程化疗法成为治疗结核病的重要里程碑。

20 世纪 90 年代中期，短程监控化疗法出现，成为控制结核病的标准方法。

疫苗——疾病防御之盾

人类每时每刻都有可能遭受病菌的侵袭，虽然人体自带的免疫系统会抵挡部分病菌，但因免疫系统也存在先天缺陷和后天漏洞，再加上一些病毒确实十分厉害，人类无法抵抗。因此，面对疾病，在积极治疗的同时，人们也在想方设法寻找预防的方法，防患于未然。经过医学家们不断探索，终于找到了防御疾病之盾——疫苗。

疫苗是将微寄生物及其代谢产物，经过人工减毒、灭活等方法制成的用于预防传染病的自动免疫制剂。疫苗保留了微寄生物刺激人体免疫系统的特性，但不会对人体产生伤害。当人体接种疫苗后，免疫系统会产生一定的保护物质，如抗体。当人体再次接触到这种微寄生物时，免疫系统会依循原有的记忆，制造更多的保护物质来对抗微寄生物的伤害。疫苗就像有针对性地预先训练好对抗某一类敌人的士兵，一种疫苗只能预防一种疾病。控制传染病最主要的手段就是预防，可以说，疫苗对控制传染病传播起到了极大作用，对人类对抗疾病具有里程碑的意义。

疫苗的起源

据考证，疫苗最早起源于中国。在我国古代，有医生观察发现，有些患过传染病并康复的人，一般不会再患同样的疾病，医生意识到或许患者体内有一些物质能够抵抗疾病，于是他们将发病个体的组织或器官样本研磨处理后，制成了最原始的“疫苗”，这种“疫苗”确实在预防和治疗传染病方面起到了积极而重要的作用，但同时也容易产生副作用，诱发新疫源。有关疫苗最早的记载是东晋葛洪在《肘后备急方》中提到的防治狂犬病的方法，书中说可以杀掉咬人的狂犬，用它的脑浆敷在人被咬的地方，来“以毒攻毒”，这可以说是人类最早的“狂犬疫苗”。在这种朴素理念的指导下，11世纪，中国古代的医者又发明了人痘接种术来对抗天花病毒，就是用患者身上发出的天花的痂里的液体来给其他人接种，这种方法被称为“时苗”。这种直接接种活病毒的方法，毒性很大，常会导致接种者死亡。后来有医者在时苗基础上发明了“熟苗”，类似于我们现在的“减毒疫苗”，通过一代一代种苗、养苗、选炼等步骤来制造比较纯的疫苗，一旦发病，可以有高达 95% 的治愈率。不过当时种痘的安全性还不能完全保障，特别是剂量的把握和接种操作还不太科学。

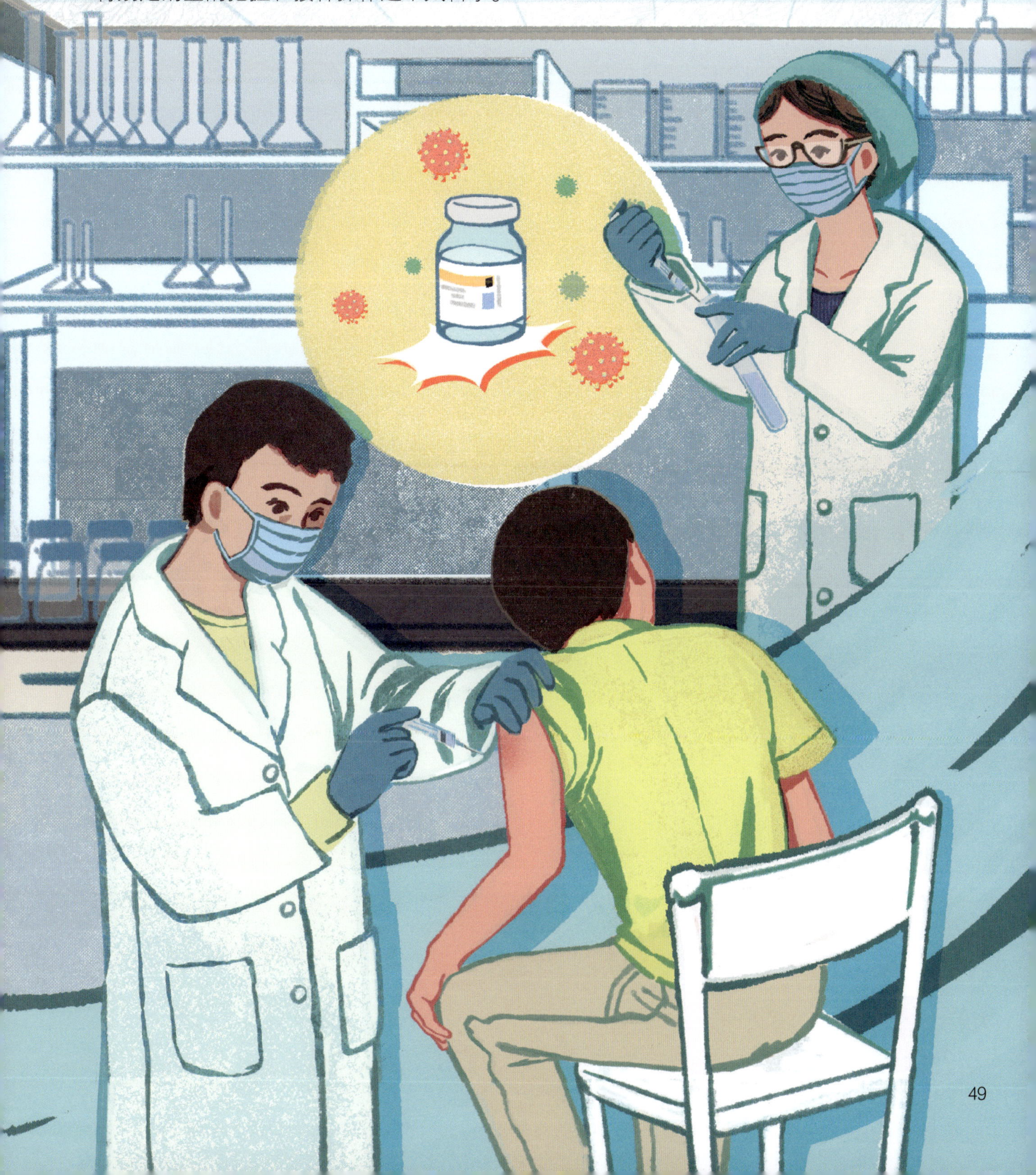

现代疫苗的诞生

现代医学中的疫苗起源于18世纪末利用牛痘攻克天花的英国乡村医生爱德华·詹纳。

18世纪初，预防天花的人痘接种术作为一种先进技术被引入欧洲，但是如前面所说，人痘接种术有明显的局限性，健康的人可能会因接种导致患病，甚至不治而亡。詹纳在乡村行医时发现，养牛场的挤奶女工中没有人死于天花。经过询问，挤奶女工告诉他，牛也会生天花，在牛的皮肤上会出现一些小脓包，叫牛痘。挤奶女工给患牛痘的牛挤奶，也会被传染而起小脓包，但很轻微，一旦恢复正常，挤奶女工就不再得天花病了。詹纳同时发现，人感染牛的天花病毒的症状比人类本身感染天花病毒轻得多，从来没有人因此而死亡，并且不会留下丑陋的瘢痕。

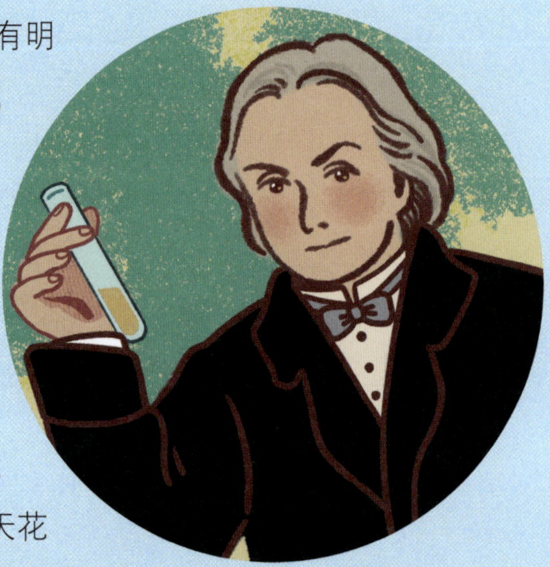

詹纳大胆地做了一个尝试。1796年5月的一天，詹纳从一名感染了牛痘病毒的女工身上的疱疹内抽取了一些液体，并将液体滴在一个8岁男孩划破的手臂上。7周后，詹纳又将从天花患者脓包中抽取的液体滴在这个男孩的手臂上，结果发现男孩竟然抵御住了天花病毒的侵害。这显然是一种更安全的接种术。由此，牛痘接种术慢慢取代了人痘接种术，逐渐在世界范围内推广，人类从此获得了抵御天花的有效“武器”。

威胁人类几百年的天花病毒在牛痘疫苗出现后被彻底消灭了，人类迎来了用疫苗迎战病毒的第一个胜利。1980年，世界卫生组织正式宣布，地球上的人类已免于天花疾病的威胁。

疫苗的类型

疫苗的主要类型有灭活疫苗、减毒活疫苗、类毒素疫苗、亚单位疫苗、重组蛋白疫苗等。

巴斯德的贡献

虽然英国乡村医生詹纳发明了牛痘疫苗，但是他并不清楚疫苗可以抗击疾病的原理，有关感染和免疫机制理论的探索成为后来科学家的任务，其中法国微生物学家路易斯·巴斯德的贡献尤为突出。

说起路易斯·巴斯德，大家可能不太熟悉，但我们经常可以看到牛奶的外包装上会有标注：巴氏消毒法（低温消毒）。巴氏消毒法就是巴斯德的科研杰作之一——一种既能杀灭牛奶里的病菌，又不影响牛奶口感的消毒方法。而巴斯德另一项尤为突出的贡献则是他发明的巴斯德免疫法。

1881 年，巴斯德改进了减轻病原微生物毒力的方法，加上他观察到患过某种传染病后痊愈的动物，以后对这种疾病有免疫力。据此，他用减毒的鸡霍乱病原菌给鸡做免疫实验，取得了成功。1882 年，巴斯德开始研究狂犬病。在当时，他并不知道狂犬病是一种病毒病，但从科学实践中他知道有侵染性的物质经过反复传代和干燥，会减弱其毒性。他将含有病原的狂犬病的延髓提取液多次注射给兔子，再将这些减毒的液体注射给狗，发现狗竟能抵抗正常强度的狂犬病毒的侵染。但是巴斯德对给人注射狂犬疫苗却没有把握。

一天早晨，巴斯德的研究所来了一位满面愁容的妇女，恳求巴斯德救救她被狂犬咬伤的孩子。在其他医生的支持下，巴斯德终于下决心试着给孩子注射疫苗。经过 14 次注射，孩子的伤口痊愈，以后也未发病。这位幸运的男孩挽着妈妈的手，蹦跳着走出了研究所。巴斯德的狂犬病疫苗研制成功，这是人类首次运用科学原理生产疫苗。之后，医学家们按照巴斯德免疫法，创造了一系列防止若干种危险病的疫苗，成功地消除了斑疹伤寒、小儿麻痹症等疾病的威胁。

偶然发现的治病利器——青霉素

青霉素作为广谱抗菌药，是人类对抗疾病最有效的“武器”之一。青霉素的发现可以说是人类对抗疾病历史进程中具有里程碑意义的事件。一方面，它挽救了无数人的生命，青霉素与原子弹、雷达并列被誉为第二次世界大战中最伟大的三大发明。另一方面，它引发了医学界寻找新药的热潮，人类由此进入合成药的时代。青霉素是如何被发现的呢？它是由一位名叫亚历山大·弗莱明的英国细菌学家偶然发现的。

亚历山大·弗莱明并非一直从医，他起初任职于一家船运部，在那里工作了四年，直到 1901 年他从叔叔那里继承到一笔遗产，才有能力进入位于帕丁顿的圣玛丽医院附属医学院学医。此时弗莱明 20 岁，按理说常人对于来之不易的机会总是会格外珍惜，然而弗莱明对于医学却没有特别的兴趣，最后还是在哥哥的力劝之下才幡然醒悟，开始认真学习，并于 1906 年以优异的成绩毕业，随后被推荐到医学院的研究部门。1914 年第一次世界大战爆发，他参了军。在此期间，他意识到战地医院里绝大多数的死亡原因是疗伤过程中引起的感染。

战争结束后，弗莱明又回到圣玛丽医院工作。1923 年，他在人体黏液中发现了溶菌酶，并且观察到这种自然出现的杀菌剂可以保护人类免遭某些细菌侵害，溶菌酶成为他的重大发现之一。之后的几年，弗莱明继续从事研究抗击细菌感染制剂的工作，葡萄球菌成了他重点关注的对象。

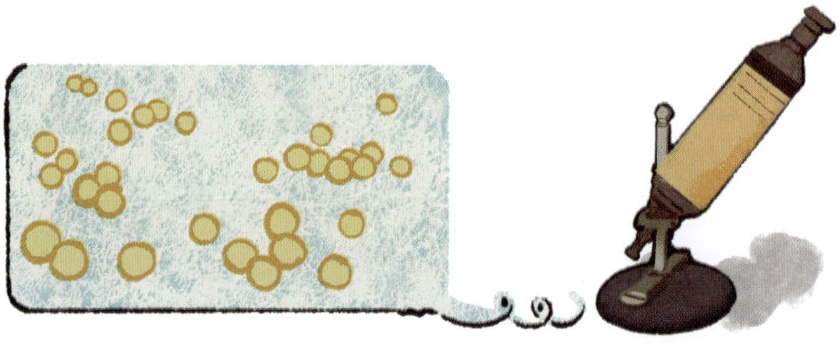

1928 年夏天，弗莱明和家人去度假，离开之前他将所有设备都

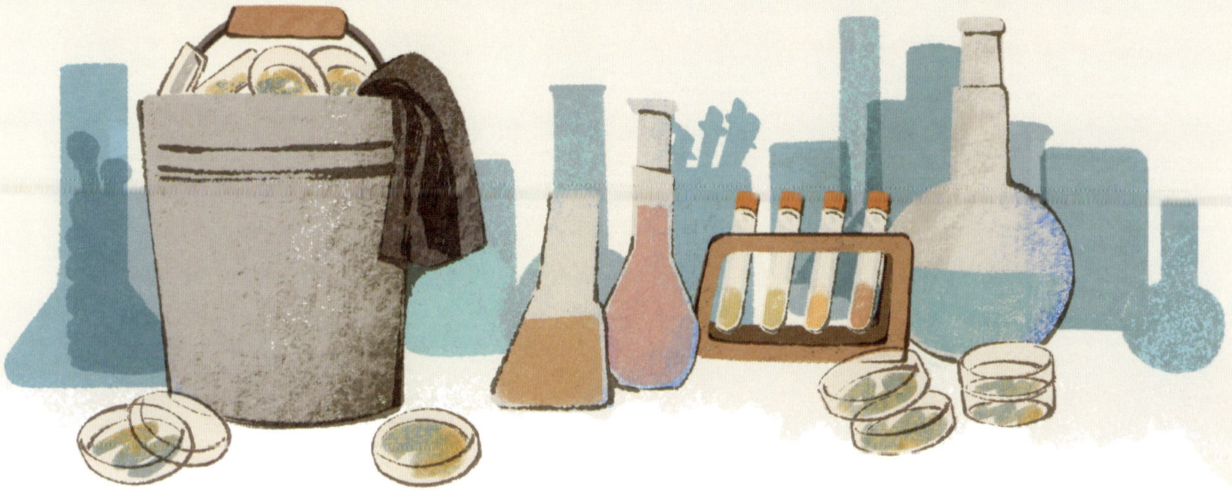

堆叠到不太整洁的实验室一角，包括还没来得及整理的装有不同种类葡萄球菌的培养皿。由于葡萄球菌成熟后可以呈现不同的颜色，因此他非常喜欢利用这些颜色在培养皿里画小图案。

欢乐的旅行持续了几周，等他再次回到实验室，做的第一件事就是清理被随意堆放的实验器材。他把培养皿胡乱放进一个桶里，准备拿去消毒，顺便看看有没有形成新的图案。突然，他发现了一堆霉菌，在这堆霉菌周围所有的细菌都死得干干净净。恰巧来找他叙旧的前助手也看到了，并惊呼："这可真是太罕见了！"接下来的几个星期中，弗莱明开始用霉菌做实验，但苦于不能将其提纯，也没能意识到这种霉菌对治疗细菌感染的潜在作用，无法很好地研究。不过，好在他将这些研究过程都写在了1929年发表的一篇描述"青霉素"的论文中，由此成了发现青霉素的奠基人。

可以说，弗莱明发现青霉素是相当偶然的，他不修边幅，做事粗心，却因为一次幸运的过失而发现了青霉素。这一偶然发现改变了人类与疾病战斗的历史，从此，人类又拥有了一种对付疾病的利器。也因此弗莱明蜚声国际，1943年他被选为英国皇家学会会员，1944年被授予爵位，1945年他与钱恩、弗洛里共同获得诺贝尔生理学或医学奖。

青霉素是一种高效、低毒的抗生素，目前仍广泛用于临床。它的研制成功极大增强了人类抵抗细菌性感染的能力，带动了抗生素家族的诞生。继青霉素之后，链霉素、氯霉素、土霉素、四环素等抗生素不断产生，极大提高了人类治疗传染性疾病的能力。

“白衣天使”的诞生

说起“白衣天使”，大家可能都不陌生，马上就会想到那些救死扶伤的医护人员，那么“白衣天使”这个称呼是怎么来的呢？其实这个称呼最初是与护士有关的，后来通用到所有穿白大褂的医护人员身上了。

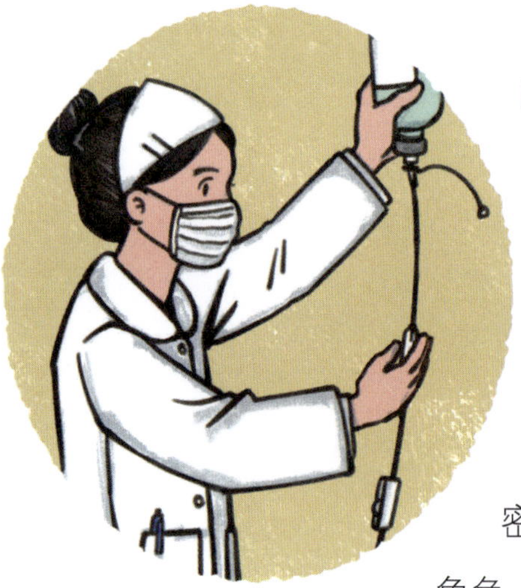

说起护士，与医生这个职业不同，它产生的时间比医生晚得多，真正意义上的职业护士是近代社会发展起来后才产生的。不过，人类很早就意识到良好的护理对病人康复的重要性。在公元前 250 年，古印度就建立起早期的护理训练学校，但受训的人不多，且全部是男性，主要培训男性在医院里面从事护理工作。在西方，17 世纪以前，医学与宗教有着密切联系，欧洲的一些宗教场所有时也扮演了医院的角色，在有人生病时，神父进行治疗，修女则从事简单的护理工作，但他们都未受过专门训练。在十字军东征时期，欧洲各国组织各种不同派别的救护团，多由男子承担战地救护工作，来照护伤兵，由此出现了一批男性照护团体，如圣约翰骑士团、条顿武士团等。16 世纪以后，由宗教设立的医院逐渐消失，新建立的医院护理水平日渐下降，护理主要由缺乏训练的妇女担任，而男性护理人员主要照顾一些需要隔离的患者，如麻风病患者或精神疾病患者。

工业革命后到 19 世纪初，女性成为护理工作的主要从业者。但由于医院缺少经过专门训练的护理人员，护理工作多由不懂护理且社会地位低下的妇女承担，这导致病人的死亡率一直居高不下。这时一位十分善良的女性出现了，她改变了这一切，成为世界上第一位职业护士，并赢得了世人的尊敬，她就是弗罗伦斯·南丁格尔。

弗罗伦斯·南丁格尔出身于英国的名门望族，她从小生活优渥，家庭氛围温馨，父亲是一位性情温和的绅士，母亲是一位温柔善良的家庭主妇。父母都极其重视对她的教育，在父母的督促下，她掌握了英、法、德、意四国语言。父母原本只希望她在文学、音乐方面有所造诣，长大后安安稳稳地过贵妇人的日子。可她却没有听从父母的安排，认为被父母摆布的人生不属于自己，因此她毅然决然地放弃了上流社会的生活，选择了当时不受社会重视的护理工作。要知道，在那时，护士被认为是最污秽、最低贱的职业。

从 1837 年开始，南丁格尔不顾家人反对，积极投身到护理实践中。1844 年，她在欧洲大陆旅行过程中，对法国、德国、比利时、意大利等国的医院进行了考察。其间，她深深地意识到没有专业的护理知识是不行的，于是她不顾全家人反对，坚决赴德国凯塞威尔斯学习护理。

在经历了漫长的学习后，南丁格尔学成归国。不久，1853 年克里米亚战争爆发，英俄激战，士兵伤亡连连。她听闻这个消息后，立刻提出申请，表示愿意到前线照顾伤员。同时，她还号召了 38 名与她志同道合的护士一同前往。据说当时在战地医院中几乎没有女护士，可想而知，这对于她们来说是一个多么巨大的挑战。

当时，英国军队的医疗救护环境非常恶劣，伤员不能洗澡，只能穿着带血的军服躺在地上，战地医院一片混乱，这导致英国的参战士兵死亡率高达 42%。南丁格尔带领的救护团到达后，立刻想方设法清洁环境，尽心竭力照顾伤员，为伤兵清洗、消毒、包扎，按时换药，改善伙食。她经常跪在地上擦洗地板，每到夜晚，她都会手执风灯巡视，确保病人得到最好的照顾。每一位士兵都十分尊敬她，大家都亲切地称她为“提灯女神”。

随着战地医院面貌焕然一新，伤员得到良好护理，士兵的死亡率迅速下降到 2.2%，这一切都多亏了南丁

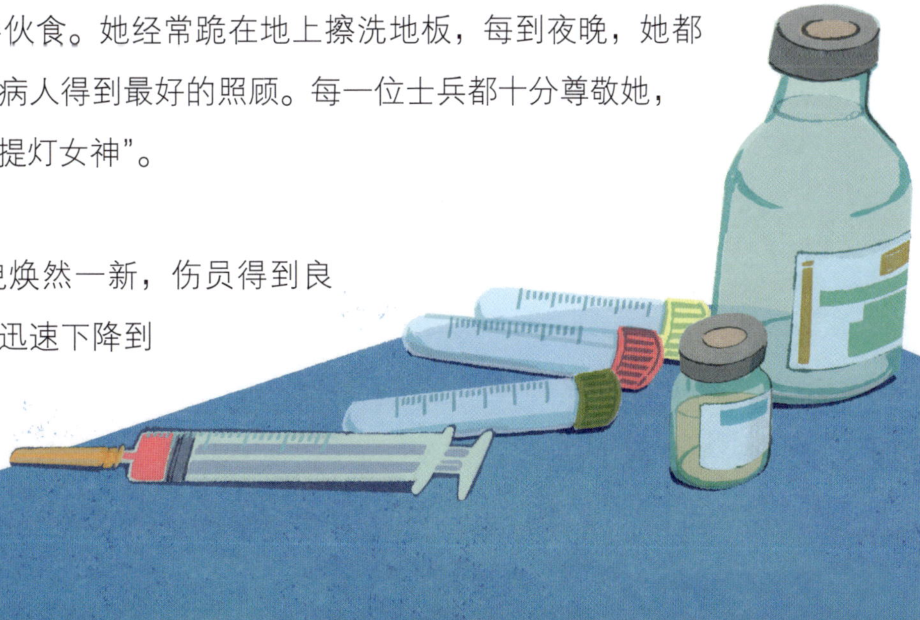

格尔非凡的组织与医护能力。她的事迹轰动全英国，战争结束后，英国人民为她举办了隆重的欢迎仪式，维多利亚女王还为此亲自设计胸针，对南丁格尔和其他护理工作人员的行为表示嘉奖。可是，南丁格尔并没有接受这份荣耀，在她看来，救死扶伤是她的职责所在。

后来，英国政府奖赏了她4000英镑，南丁格尔将这些钱全部投入医护教育事业中，在伦敦汤姆斯医院创建了世界上第一所正规、专业的护士学校——南丁格尔护士学校。其办学宗旨是将护理作为一门科学的职业。南丁格尔对学校管理、学员遴选、安排课程、实习和评审成绩都有明确规定，并正式建立了护理教育制度，开创了现代

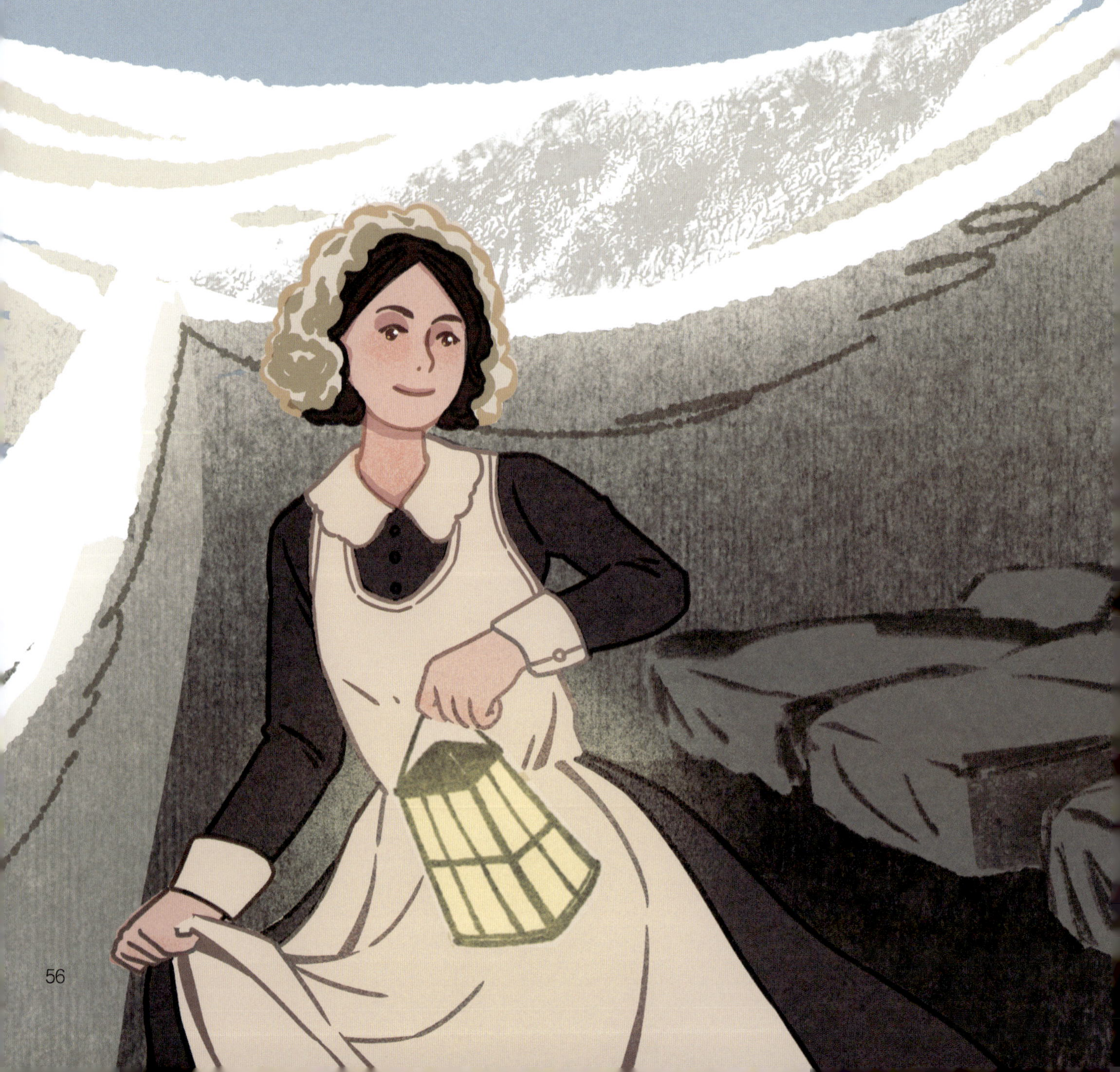

护理专业这一伟大事业。这对整个人类来说是一项空前的贡献，因此，她被后人誉为护理事业的先驱。

南丁格尔将一生无私奉献给了护理事业，终身未婚。1901 年，她因为操劳过度双目失明，可即便这样，她依旧发起成立了国际红十字会。九年后的 8 月，“白衣天使”南丁格尔与世长辞，享年 90 岁。为了纪念这位伟大的女性，国际护士会将每年的 5 月 12 日（她的生日）定为“国际护士节”。

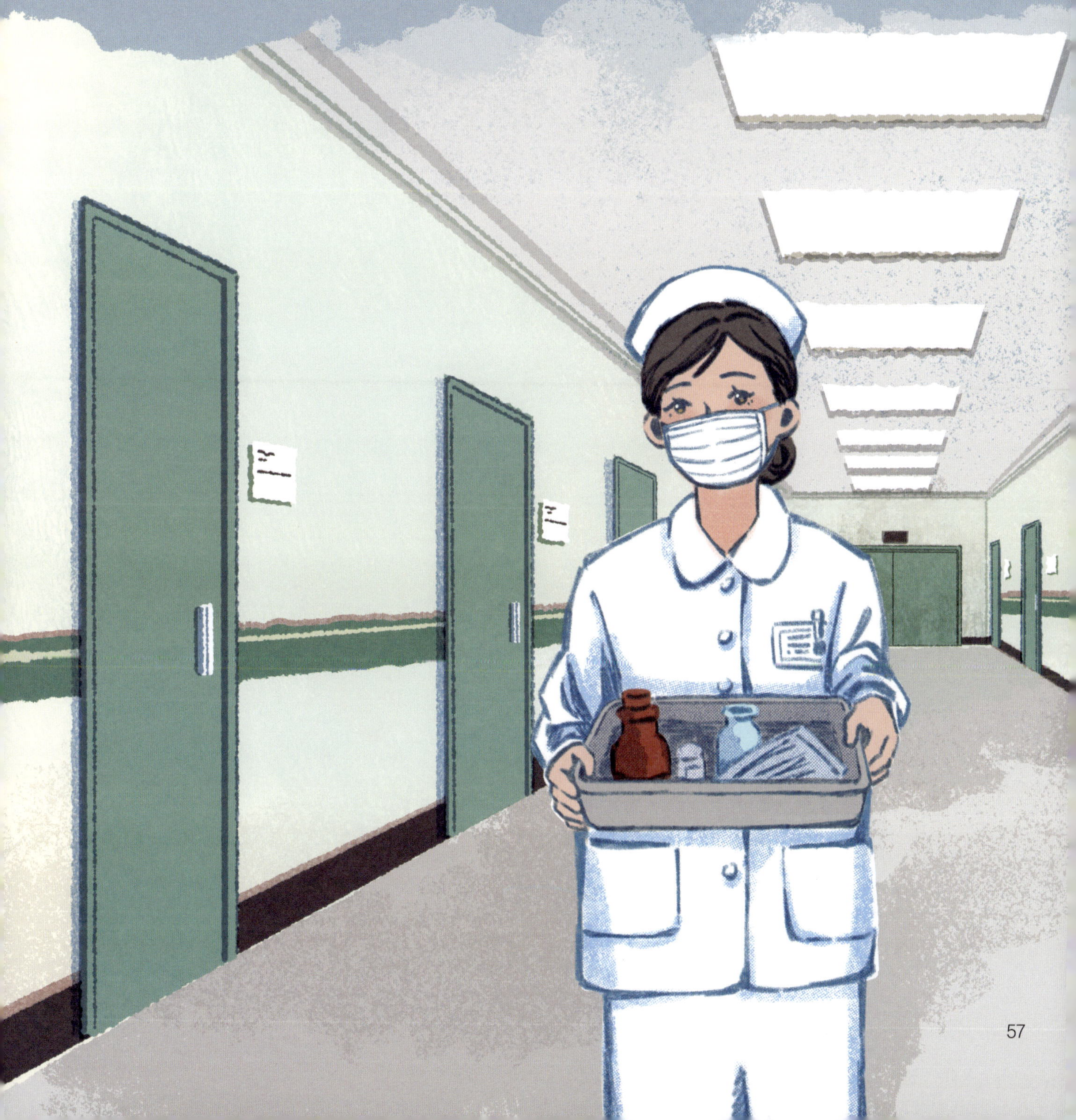

不要小看蚊子

家住水乡背山坡，口含毒针唱山歌，谁要同它做邻居，睡眠少来疾病多。

——打一常见昆虫

答案就是“蚊子”。

你猜对了吗？

小小的蚊子可谓无处不在，尤其在夏日的夜晚，最令人头疼的一件事就是蚊子太多，“嗡嗡嗡，嗡嗡嗡——”萦绕在耳畔的声音让人难以入眠。好不容易熟睡后，蚊子还会毫不客气地将你浑身叮满奇痒无比的小包，所以你往往不是被吵醒就是被痒醒，好梦中断，气愤难平！正如谜语中说的，蚊子不仅会造成人们“睡眠少”的烦恼，还会增加“疾病多”的风险。小小的蚊子不可小觑！它传播疾病的能力一点也不弱，甚至由它们传播的疾病也对人类历史带来了巨大影响。那它们又是如何传播疾病的，又怎样影响我们的生活呢？

传播疾病的伊蚊

地球上有着不同种类的蚊子，它们传播疾病的能力并不相同。向人类传播疾病的蚊子中有两种值得特别注意，一种是埃及伊蚊，另一种是白纹伊蚊，它们是黄热病、登革热等烈性传染病的主要传播者。

雌性伊蚊是非常活跃和凶猛的“吸血者”，喜欢将卵产于积水中，另外，缸罐瓦钵、汽车轮胎、竹筒、树洞这些地方它们也不放过。成群的“吸血者”喜欢从后面偷偷靠近“猎物”，然后展开攻击。它会将锋利的口针插入人体的脚踝、肘部、膝盖，带走可口的血液，留下一个个小包，有时还在小包里留下自己的唾液和病毒。这些病毒随着血液扩散到人体各处，致人生病。

1900年，美国医生瓦尔特·里德及其同事证明，黄热病是由埃及伊蚊传播的。黄热病是一种经典的病毒性出血热，病人在3~6天的潜伏期后突然发病，症状包括发热、呕吐、头痛、畏光、厌食等。3~4天后，大部分病人的病情得到缓解，症状消失。大约15%的病人会进入毒性期，再次发烧，出现黄疸（皮肤、眼睛呈黄色），甚至伴有出血和呕血。

里德的实验

为了研究和证实蚊子的致病途径，里德专门设置了一个实验场地，叫拉齐尔营地。他招募了一些志愿者，将他们分为两组，一组志愿者被放在没有蚊子的楼房中，室内环境很肮脏，里面放满了沾有黄热病人呕吐物和鲜血的衣物和被褥。另一组则被隔离在干净整洁的大楼中，然后让之前叮咬过黄热病人的蚊子叮咬他们，结果后者感染了黄热病。

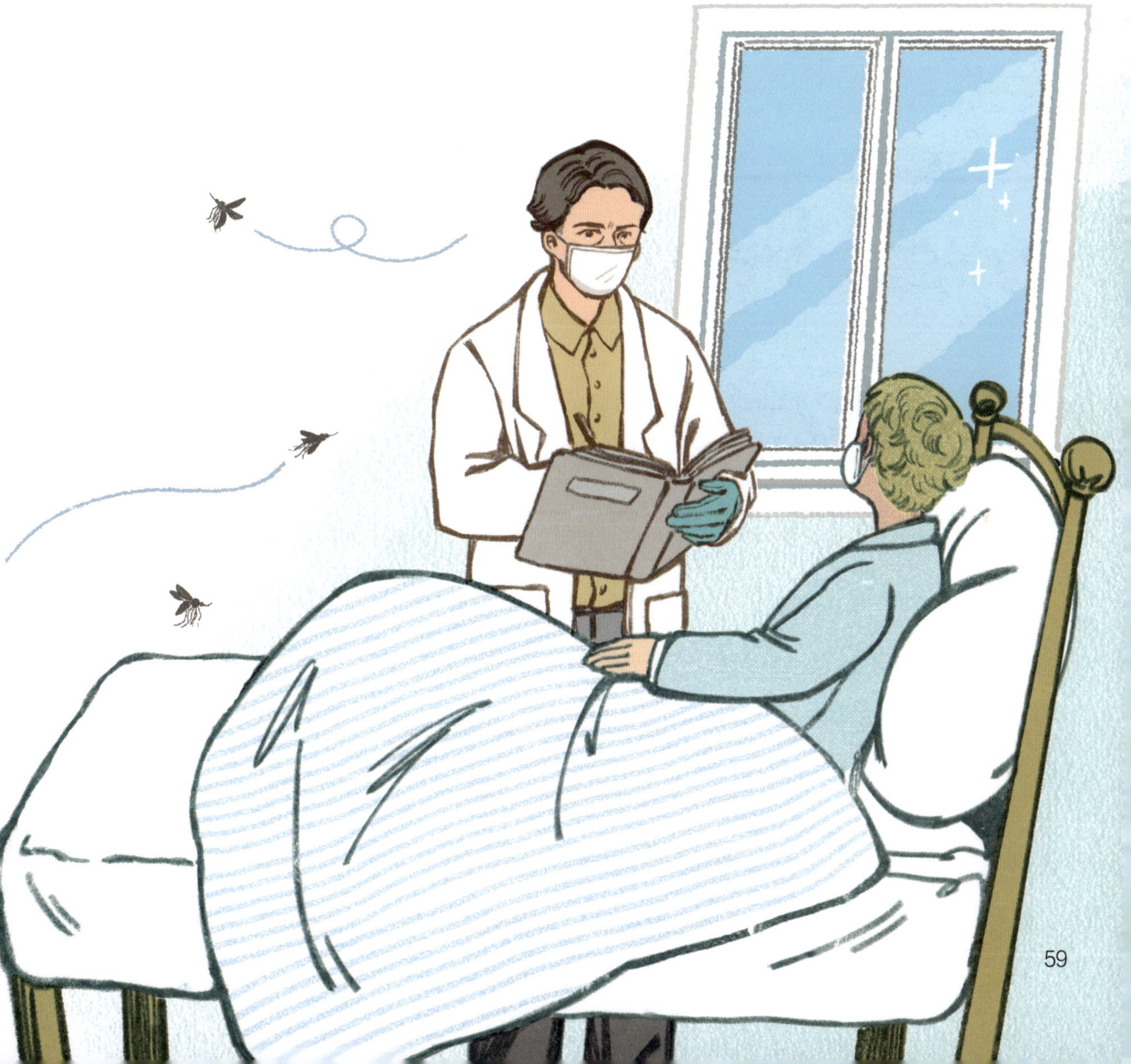

你绝对想不到，身长仅有几毫米的埃及伊蚊传播的黄热病还阻碍了我们人类历史上一件非常重要的事情——巴拿马运河的开通。

16 世纪起，航海家和商人就盼着能把中美洲的巴拿马地峡挖开，建成一条运河，因为巴拿马地峡连接了大西洋和太平洋，有了运河，他们要从欧洲到达太平洋，就不需要冒着危险绕过南美洲顶端的合恩角了。然而，开通运河还是十分不易，资金、技术、恶劣的自然条件以及致命的蚊子都为这一计划的实施设置了重重难关。1879 年，工程师费迪南·雷赛普着手考察穿越狭窄的巴拿马地峡开凿一条运河的可行性。他预计运河完工大约需要 8 年，在此期间，他雇用了许多工人，暂不论财政困难的因素，光是工人中流行的可怕疾病（主要是黄热病和疟疾）就使他的计划毁于一旦。

此后，开凿运河的任务被搁置了 18 年。人们已经另做打算，想穿过尼加拉瓜修一条更长的运河。在 1900 年里德的实验证明埃及伊蚊是传播黄热病毒的虫媒后，美国决计重启开通巴拿马运河的任务，并命令威廉·戈尔加斯负责有关卫生健康事务。戈尔加斯采取了积极的灭蚊措施，工人的死亡率大幅下降，工程得以按部就班地进行。

1913 年，第一艘船通过巴拿马运河，1914 年 8 月运河完全通航。大家可以简单计算一下，如果没有埃及伊蚊的干扰，巴拿马运河可能会在什么时候开通?

1879 年 + 8 年 = 1887 年！而从 1914 年巴拿马运河正式完全通航算起，这足足晚了 27 年。这足以说明，伊蚊虽小，但绝不能小看了它们。

除了黄热病，登革热也是由伊蚊引起的一种病毒感染性疾病，它会引发高热和剧烈疼痛。1780 年，这种疾病横扫美国费城，医生本杰明·拉什将其称为“碎骨热”。登革热起初并不致命，如今却成为一种严重威胁健康的疾病，这是因为伊蚊也开始流行。登革热发展到重症时，会出现高烧、出血、肝脾肿大和心力衰竭等症状，甚至伴有休克，死亡率较高。对于这种疾病，目前没有有效的治愈办法，只能通过良好的医疗照顾和液体置换疗法将死亡率降低。

或者，还有一种办法——消灭伊蚊！在与蚊子的斗争中，人类已经总结出许多行之有效的方法：清除积水、装上纱窗、涂抹风油精、给活水倒油、以鱼治蚊（在水中放入小鱼吃掉蚊子的幼虫）等。还有一种是利用新研制喷雾器喷洒各种杀虫制剂，杀灭人类生活场所中的大量成蚊。不过，这种依赖化学防治的手段会造成生态环境的严重污染，还会危害其他生物。寻找好的方式降低蚊子的危害是人类一直以来的期望。

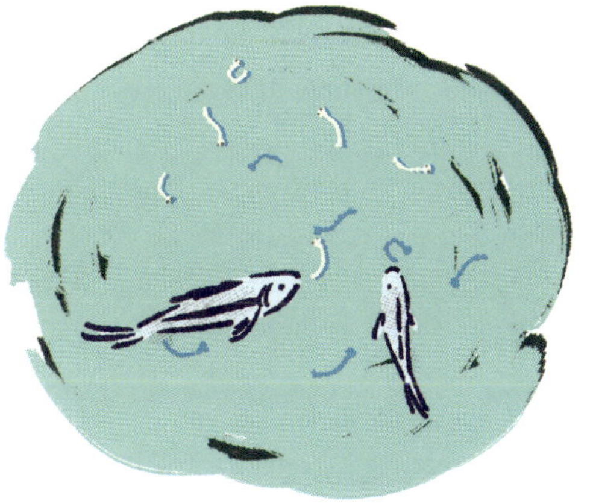

澳大利亚研究人员在一项实验中借助新型无菌昆虫技术成功消灭 80% 以上的埃及伊蚊。他们培育出上百万只不叮人的雄性埃及伊蚊，然后让它们感染沃尔巴克氏菌，感染后的雄性埃及伊蚊会丧失生育能力，然后再释放这些雄性蚊子与雌性埃及伊蚊交配，导致雌蚊产的卵无法孵化，从而使蚊子数量急剧减少。可以说，这项技术是抗击蚊子传播疾病的重要里程碑了！

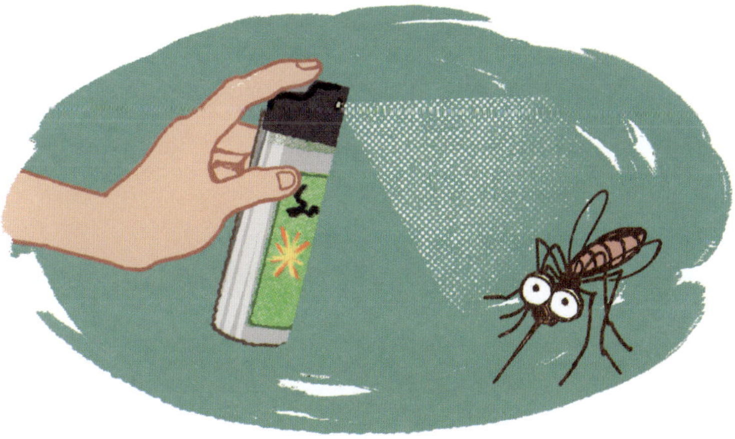

终结第一次世界大战的“西班牙流感”

> **流感未解之谜**
>
> 起初，人们对流感没有有效的治疗办法，也没有疫苗，甚至不清楚为何它能够如此迅速地蔓延，累及世界上这么多人，导致灾难性的后果。

当我们流鼻涕、打喷嚏时，很可能就是普通感冒。普通感冒很容易治愈，然而症状类似感冒的流感就不一样了。流感是流行性感冒的简称，是一种感染性很强的病毒性传染病，大多数流感是人和人之间相互传播，主要通过咳嗽、打喷嚏或接触被污染的物品等途径传播。当流感发作时，人会感到非常难受，症状有肌肉酸痛、高热、头痛、咳嗽、咽喉疼痛等，但一般通过服用药物，卧床休息一周后就会康复。有的流感则十分严重，甚至会致命，例如在 1918 年，爆发了人类历史上最严重的一次大规模流感——“西班牙流感”，这次流感中有约 10 亿人感染，死亡人数超过 4000 万，它甚至成为第一次世界大战结束的原因之一。

始于美国的“西班牙流感”

1917 年，欧洲正处在一片腥风血雨的战火之中，第一次世界大战此时已打了 3 年，交战双方都已经伤亡惨重且筋疲力尽，但是，战争依然没有结束的迹象。美国宣布参战后，越来越多的士兵源源不断地向欧洲进发，然而随同美军到达的还有致命的流感病毒。

现有研究发现，这场流感最早出现在美国堪萨斯州的芬森军营。1918 年 3 月，一位士兵在午餐前出现发烧、嗓子疼和头疼的症状。起初，医生并不在意，以为只是普通的小感冒。然而令人始料不及的是，没过几个小时，就有 100 多名士兵出现了相似症状。又过了短短几天，整个军营里患“感冒”的人已超过 500 名。随后，这种病迅速蔓延到美国各地。

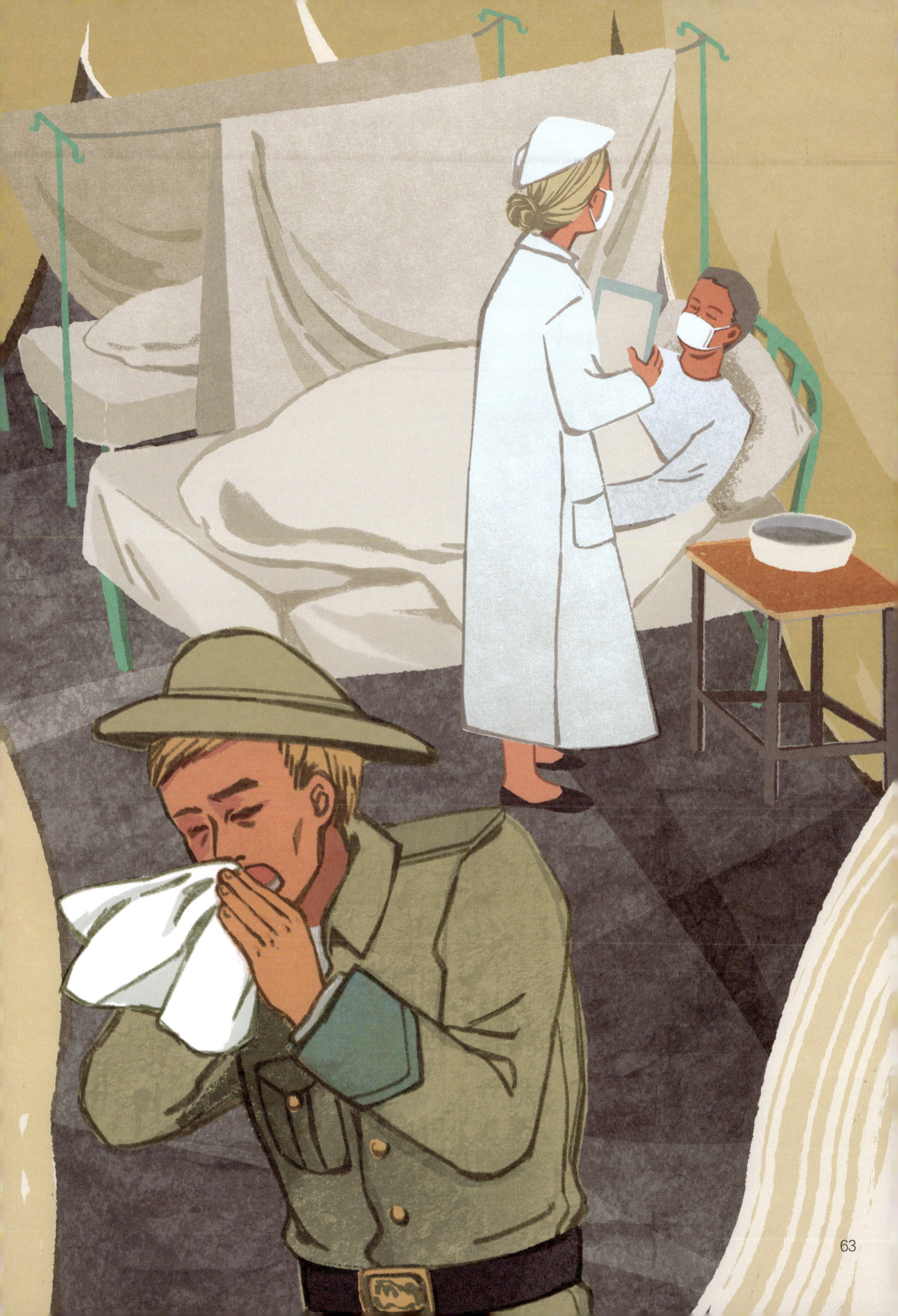

几天后，这些士兵登上轮船，准备借道西班牙前往法国，投入第一次世界大战，这种流感就这样传播到了西班牙。之后，在欧洲战场上，美国士兵和法国、英国、比利时士兵并肩作战，把这种流感传染给了盟友。由于战事旷日持久，各国采用轮换方式，让部队可以得到休整补充，不断有老部队从前线撤下，新部队顶替上去，结果导致更多人染病。更可怕的是，影响并不局限于欧洲战区。参战的英军包括印度、南非、加拿大等英联邦士兵，法军中还有来自北非、西非和法属赤道非洲的士兵，加上来自更多国家的使节、观察员和劳工。这些人回国后，也将流感带了回去，最终导致了“西班牙流感”的全球性大流行。

这次流感，先后对人类发起了三波攻击。第一波攻击在 1918 年 4 月至 7 月，病毒由法国向全欧洲快速蔓延，这波攻击的特点是发病率高但死亡率低。第二波攻击是同年 7 月至 11 月，病毒席卷了欧、美、亚、非各大洲，其特点是发病率和死亡率都高。第三波攻击是在 1919 年 1 月至 5 月，这期间流感的致病力和死亡率都有所下降。

在第二波高峰时，流感病毒呈现出极强的杀伤力，很多病人在染病后三天就会死亡。在很短的时间内，西班牙就死了 800 万人以上，震惊全世界，“西班牙流感”也因此而得名。也有人认为，当时由于战争需要，各国都封锁消息，只有作为中立国的西班牙将疫情如实公布，导致人们误认为这次流感源于西班牙，并将其称为“西班牙流感”。

这场流感让交战双方雪上加霜。长期的阵地战导致战区尸体横陈，战壕内污浊不堪，这让“西班牙流感”的杀伤力变得更大。战线两边的同盟国和协约国同样饱受流感煎熬。英国皇家海军因为流感，整个 5 月无法出海，连英王乔治五世也病倒了，美军病倒的人更是数不胜数。同盟国这边同样惨烈，德军病得东倒西歪，很多战线出现大段空白，生病的士兵们厌战情绪严重，盟国纷纷散伙。德国在协约国和流感的双重夹击下，只好投降。因此，从某种意义上说，流感促使战争走向了终结。

继续肆虐的流感

然而，第一次世界大战的结束并没有终止流感蔓延的脚步。1918 年 11 月，当欢乐的人们在通宵达旦庆祝胜利时，不知不觉间为流感的传播提供了机会，数百万人再次陷入“西班牙流感”带来的痛苦中。这场流感也波及了中国，当时中国的报纸将流感称为“骨痛病”“五日瘟”。1918 年 3 月，流感开始蔓延全国。哈尔滨 40% 的人被感染；温州有 10% 的患者死于流感；中国台湾患病 80 万人，死亡 25000 人。

解密神秘的“西班牙流感”

1919 年春天，“西班牙流感”突然在一夜之间消失得无影无踪。来得突然，消失得也快，这使“西班牙流感”蒙上了极其神秘的色彩。其神秘不光在于它来去匆匆，还在于它比普通流感有更为惊人的杀伤力。普通流感的致死率一般不高，不到 0.1%，而“西班牙流感”的致死率高达 2.5%~5%。此外，普通流感一般主要攻击儿童和老人，而“西班牙流感”连青壮年都没有放过，而且具有极强的传染性。

科学家们很长时间都没有研究出“西班牙流感病毒”的结构和它杀人的方法，更没有防治它的疫苗。一旦“西班牙流感”卷土重来，人类又会遭遇一场大劫难。因此，科学家们决心一定要搞清楚“西班牙流感”的来源、结构以及防止它再度爆发的方法。然而，当时的“西班牙流感”病毒没有被保存下来，以至于研究困难重重，直到 1997 年，科学家们才第一次找到“西班牙流感”病毒的核糖核酸片段。

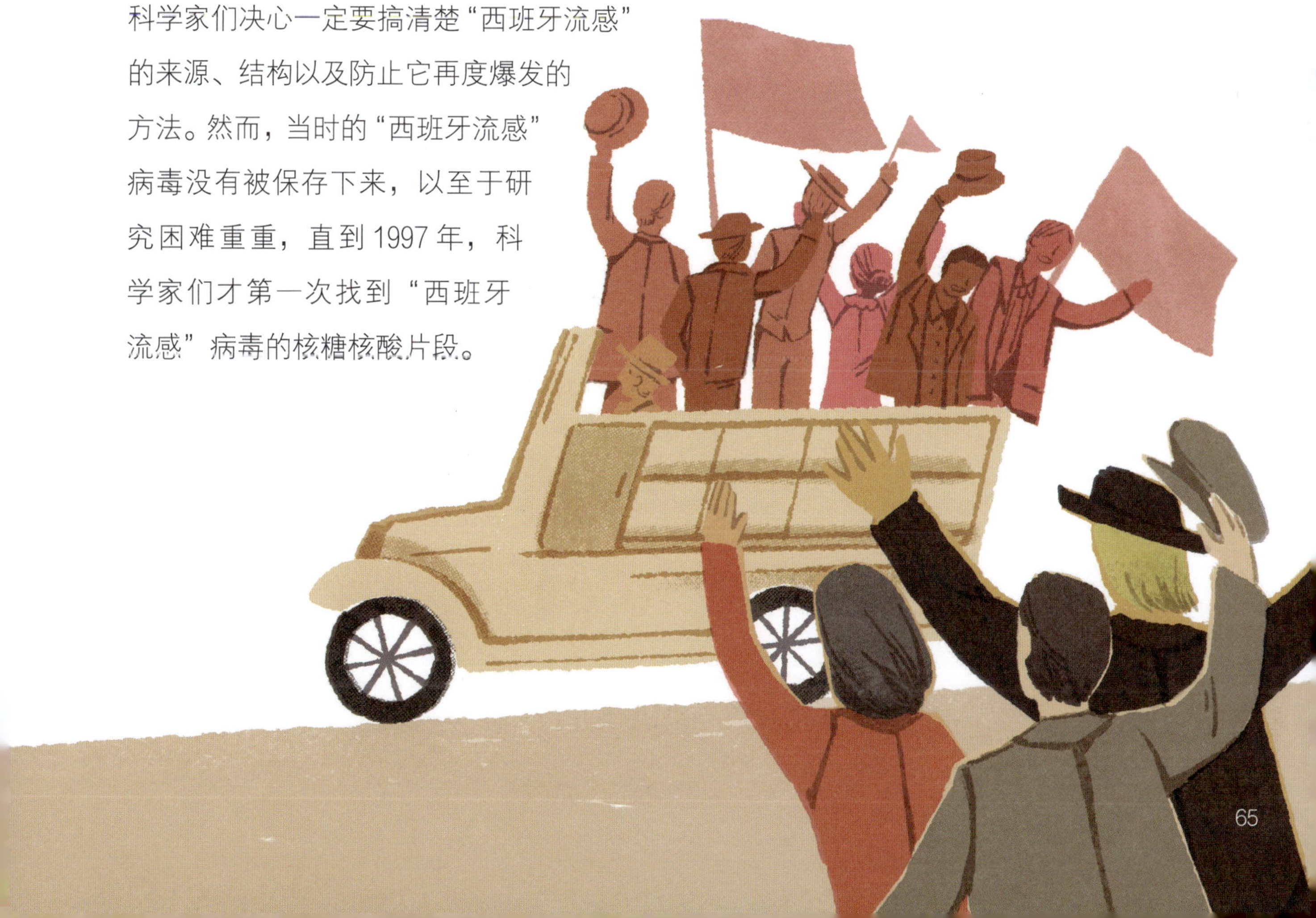

疟疾克星——青蒿素

疟疾是人类历史上最早有文字记录的疾病之一。在公元前 2700 年，我国的医学典籍《黄帝内经》中就有关于疟疾的记载。公元前 4 世纪，古希腊医学家希波克拉底也描述了疟疾的症状。疟疾和前面说到的黄热病、登革热一样，也是经蚊虫叮咬或输入带疟原虫的血液而感染的虫媒传染病，只不过传播疟疾的是按蚊，而不是前面说到的伊蚊。当携带疟原虫的雌性按蚊叮咬人类时，寄生虫就会被注入人体血液中。寄生虫能很快进入肝细胞，然后转化成入侵红细胞的新类型。在人体的红细胞中，寄生虫每 8~72 小时完成一次繁殖，然后释放出去，因此周期性发热是疟疾的特征。得疟疾的病人会一阵冷汗一阵热汗且反复发作，还会出现高烧、头痛、虚弱以及慢性贫血，长期下去便会死亡。它是一种严重危害人类健康的世界性流行病。

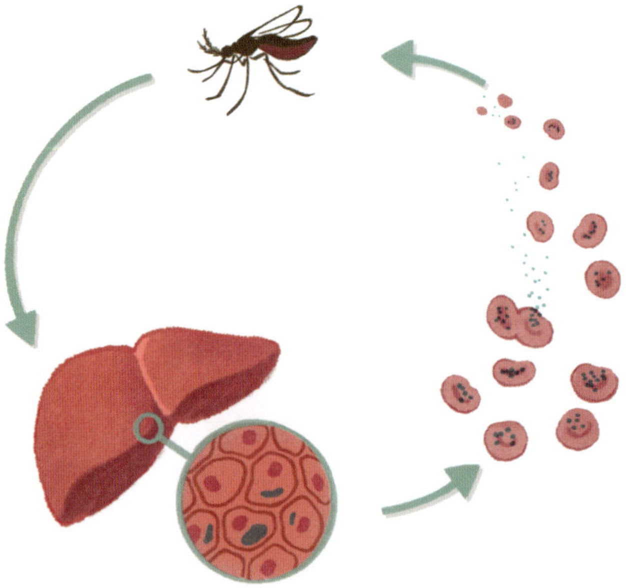

鉴于疟疾的危害，人们从古至今一直在寻找有效的抗疟药物，从未停歇。《山海经》中就提到，中药治疗疟疾效果显著；东晋葛洪和明代李时珍也曾有用青蒿治疗疟疾的记述，但中医药抗疟的方法长期以来都没有在全球推广。

影响人类历史发展的疟疾

在疟疾被有效治愈前，它一直是一种可以对人类经济和社会产生严重危害的疾病。公元前323年，率军横扫亚欧非三大洲的亚历山大大帝在征战印度的途中病逝，夺去他生命的疾病很可能就是疟疾。在他病逝后，庞大的亚历山大帝国迅速解体。

1492年新大陆被发现后，新、旧大陆不同类型的疟疾出现了交换，这导致更为致命的疟原虫被带到了美洲的亚热带和热带地区，造成了严重的疟疾流行，影响了那里的开发。此外，当时的欧洲人要是去往非洲大陆，也经常会感染严重的疟疾，甚至丢掉性命。1817—1836年，驻扎在西非塞拉利昂的英军士兵有半数死亡，大多死于疟疾。疟疾制造的恐怖使欧洲殖民者迟迟没敢进入非洲内陆进行殖民扩张，可以说疟疾在一定程度上阻止了欧洲人殖民扩张的脚步。

在西方，人们对抗疟疾的方法并不多，而且让人觉得有点古怪，比如把大鱼的牙齿当作护身符戴在身上，或者把蜘蛛抹上黄油当作药物吃下，还有催吐、催泻以及放血疗法，这些被认为可以纠正体内“体液”失衡。但这些都无法阻止疟疾的肆虐和对人类的威胁。

17世纪初，欧洲人发现南美当地原住居民用金鸡纳树皮来治疗疟疾引起的发热，于是他们将这种树皮带回了欧洲，金鸡纳树皮迅速成为欧洲治疗疟疾的重要药物。1820年，科学家从这种树皮中提取出奎宁生物碱，并用此合成了大量抗疟药物，其中氯喹成为20世纪40年代以来的优选药物。这些合成药虽然降低了疟疾的发病率和死亡率，但不到几十年，疟原虫就对这些药物产生了抗药性，药效出现了下降。

20世纪60年代越南战争期间，士兵往往要进入蚊虫遍布的丛林中与敌人战斗，因而极容易感染恶性疟疾。据战后数据统计，因疟疾造成的士兵减员人数是战斗减员人数的4～5倍，严重影响了军队的战斗力，治疗疟疾的新药研制成为当务之急。交战双方

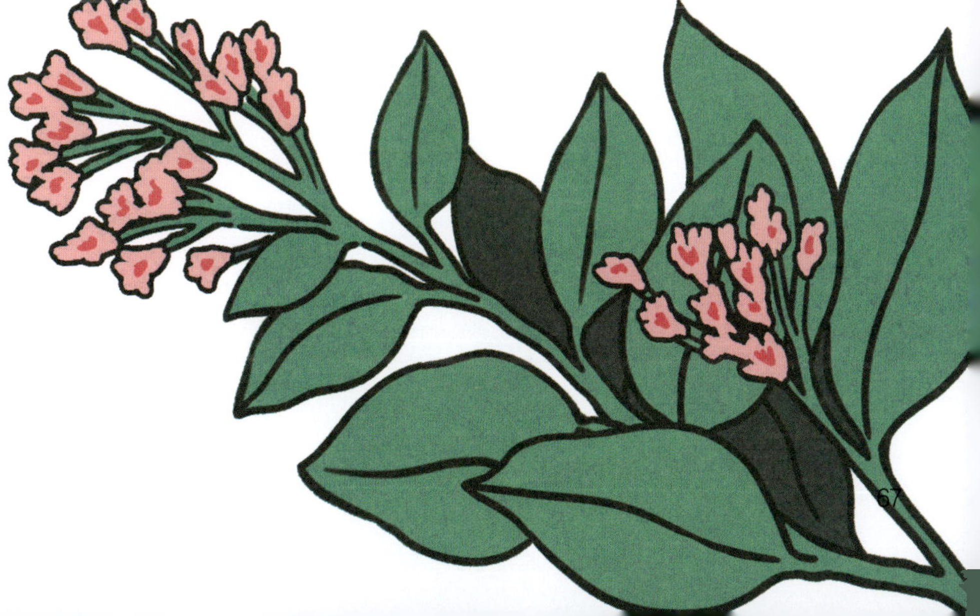

越南与美国都十分清楚疟疾的可怕，但又束手无策。无奈之下，当时的越南政府向中国政府求助，恳请中国帮忙研发抗疟药物。困境之下，我国将中药纳入研究范围，药学家屠呦呦开始全面负责抗疟药物的开发。

药学家屠呦呦认真思索从古至今中医的治疗方法，借鉴中医长期积累的临床经验，从天然资源中筛选药物。她系统搜集整理了历代医籍、本草典籍、民间药方等，在收集2000余方药的基础上，编写了《抗疟单验方集》，并对其中的200多种中药展开实验研究，但遭遇了数不清的失败。然而，屠呦呦并没有气馁，再次翻阅古籍时，她找到了答案。《肘后备急方》中提到："青蒿一握，以水二升渍，绞取汁，尽服之"，从这句话中她大胆猜测：青蒿或许可以治疗疟疾！之后，她和团队成员不断改进提取方法，通过现代医学技术提取到了青蒿素，终于，屠呦呦和她的团队让青蒿素变成了疟疾的克星，事实证明它对疟疾的治疗效果显著。

青蒿素自诞生之日起就被用于治疗疟疾，挽救了数百万人的生命，这都归功于屠呦呦和她的团队坚持不懈的努力。2011年，屠呦呦获美国拉斯克奖，这是中国人第一次获得这项国际医学大奖。2015年10月，屠呦呦又获得诺贝尔生理学或医学奖。2015年12月，屠呦呦在瑞典卡罗林斯卡医学院用中文发表《青蒿素的发现：传统中医献给世界的礼物》主题演讲，这是属于中国的骄傲与自豪。

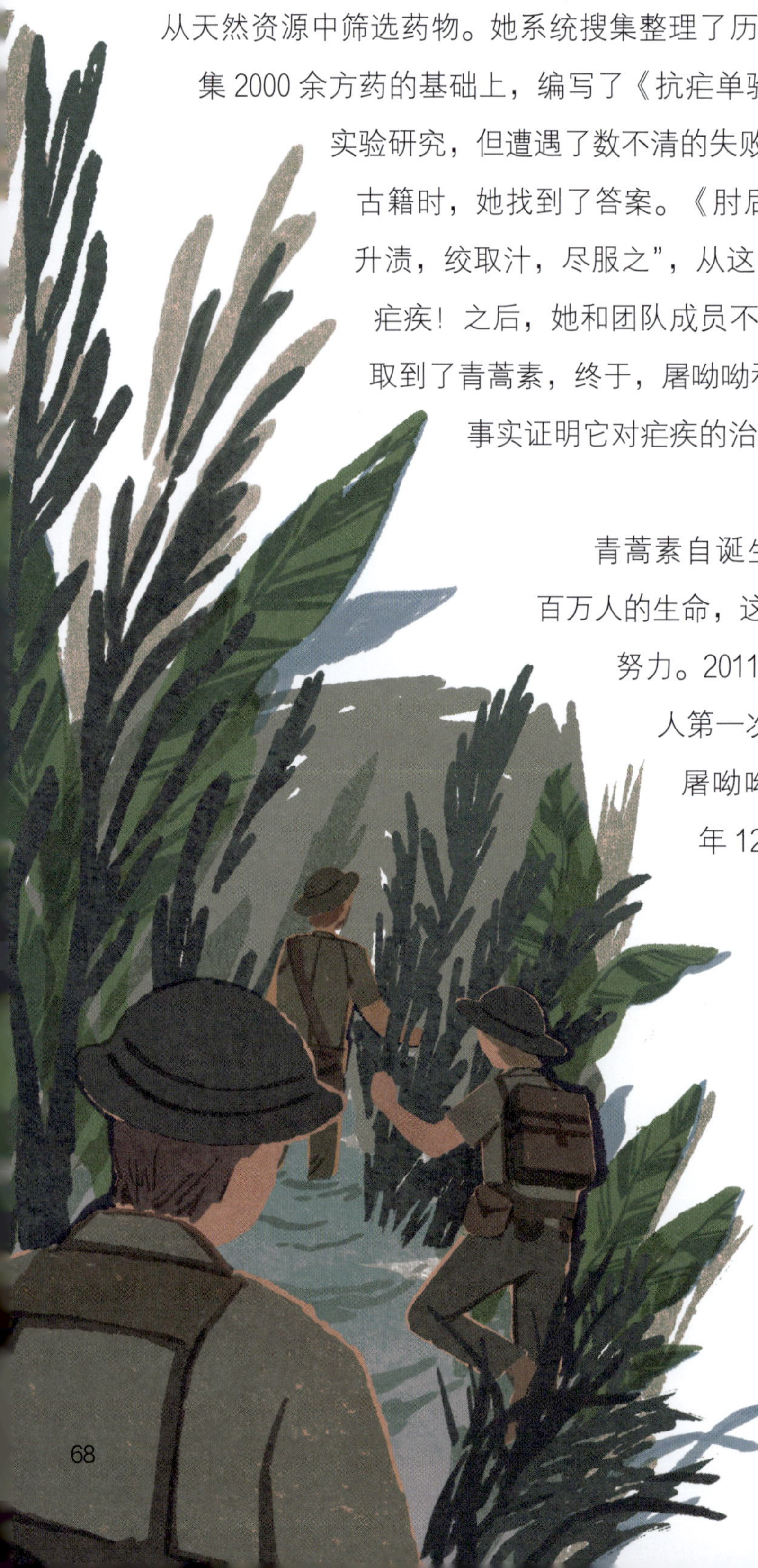

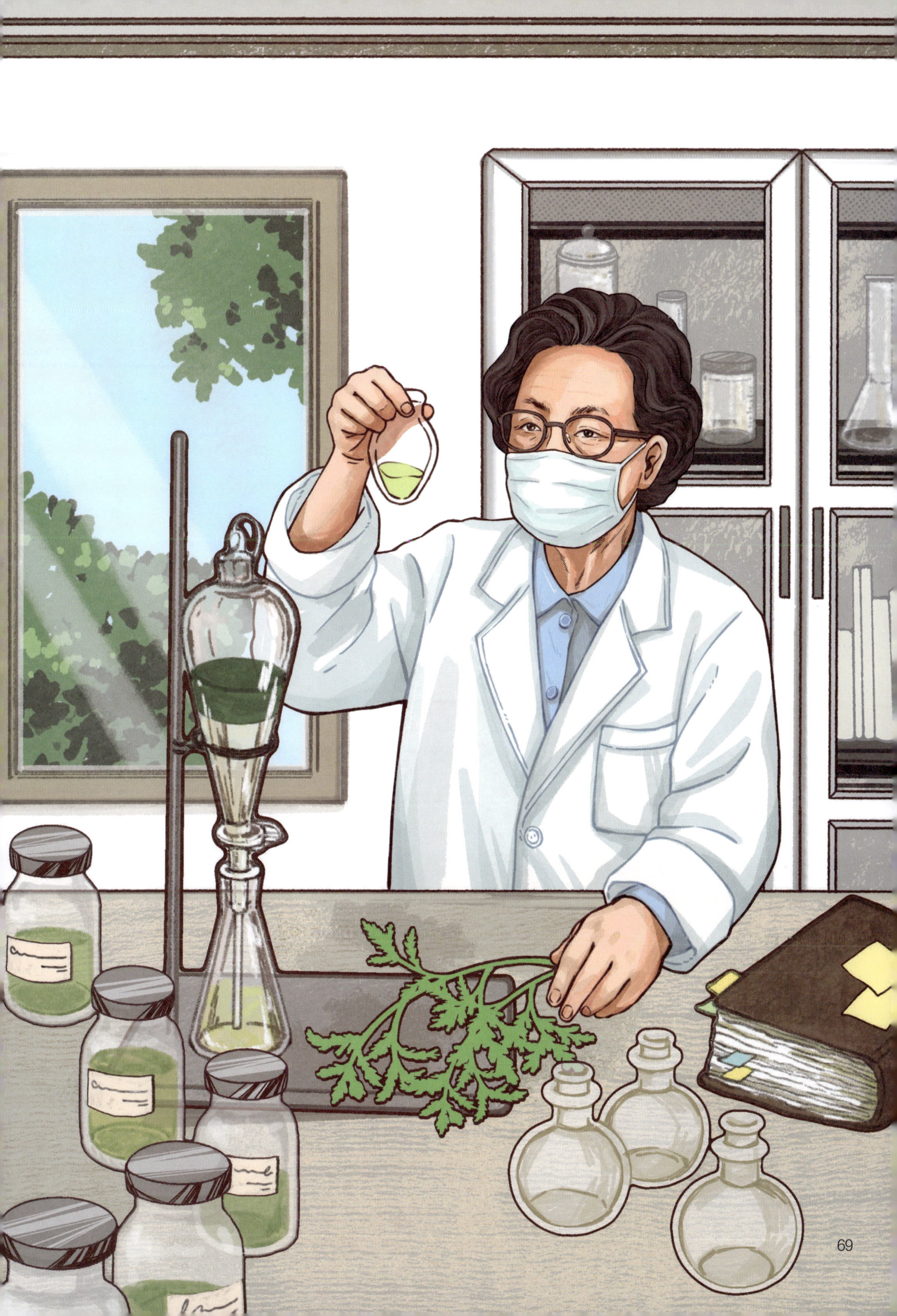

伦敦上空致命的雾

18世纪60年代至19世纪40年代，工业革命到来，大机器生产开始取代手工业生产，人类进入了一个前所未有的时代。与此同时，人类与疾病之间的长期斗争也出现了新的变化：一方面，由于科技的发展和医学的进步，人类拥有了更强战胜疾病的力量；另一方面，工业的快速发展造成了环境污染，这使人们又面临着因环境污染而带来的新疾病。

英国是世界上率先开始工业革命的国家，从18世纪60年代起，在短短不到100年的时间内，英国迅速成为一个烟囱林立、处处是工厂的工业国，并成了当时世界上最强大的国家。如果从当时的英国上空往下看，可以看到飘荡在空中的烟雾如同各种颜色的丝带在舞动，这一切都彰显着工业革命的繁荣，但背后也隐藏着对人类生命的新威胁。

软骨病

软骨病是一种罕见病，会导致骨质软化。其致病原因是人体缺乏维生素D，导致胃肠道不能从食物中吸收钙和磷，进而影响人体骨骼的生长和发育。不过，大多数人能从食物中或者通过晒太阳获取充足的维生素D。充足的日照是治疗和预防软骨病的有效措施。

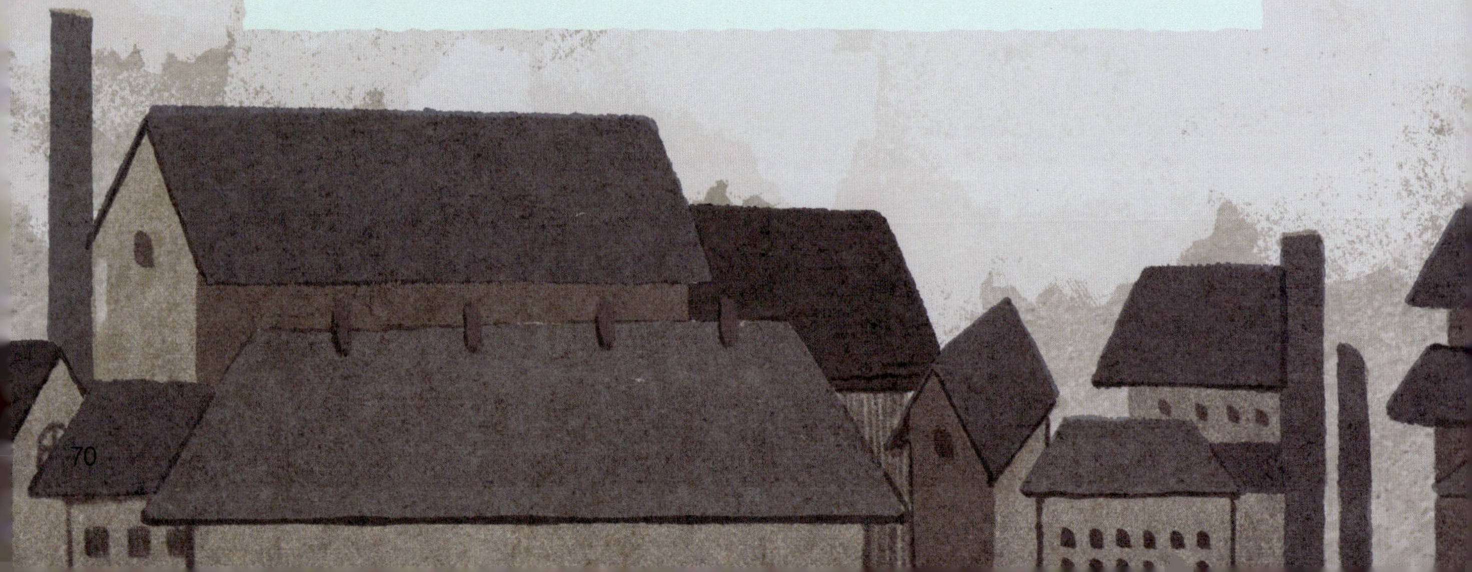

进入工业时代后，英国人开始大量使用煤作为燃料，这会产生大量烟雾。在英国首都伦敦，这些烟雾和工厂排放出的烟雾一起，与伦敦特有的冬季潮湿多雾的海洋性气候相结合，易产生长时间的大雾天气，使伦敦成了世界上著名的“雾都”。伦敦冬季长时间的大雾弥漫导致日照严重不足。19世纪末，伦敦有成千上万的婴儿患上了软骨病。之后，伦敦又发生了多起烟雾中毒事件，尤其是1952年12月初的致命毒雾令全世界震惊！

1952年12月3日清晨，伦敦气象台如往常一样进行天气预报。报告说，一个冷锋将在夜间通过伦敦，中午气温可达到5.6℃~6℃，相对湿度约为70%。当时伦敦民众纷纷感叹，好天气终于来了。天气预报确实很准确，和煦的阳光照耀着大地，整个伦敦显得格外温暖，沐浴在阳光下的人们心旷神怡。北海吹来的风，向南拂过，带走了英伦三岛上空工厂和居民烟囱里冒出的浓烟，绒毛状的积云懒洋洋地飘浮在天空，空气格外清新。可是，这种晴朗的日子在12月5日便消失殆尽了，随之袭来一场大雾。12月5日下午，不同寻常的黄色烟雾在伦敦上空越来越浓。身处大雾中的人们只能看到几米之外的情况，浓雾中还伴随着臭鸡蛋等难闻的臭味。浓雾仿佛将人们囚禁在了牢笼中，飞机航班取消，火车移动缓慢，汽车的速度甚至不及人们走路的速度，船只无法起航，只能停靠在岸边，整个城市都慢了下来……

大雾令人们几近“失明”。由于室外能见度很低，一位父亲出门一不小心就迷失了方向，他想要确定自己的位置以便回到熟悉的家里，可是四周除了白雾什么都没

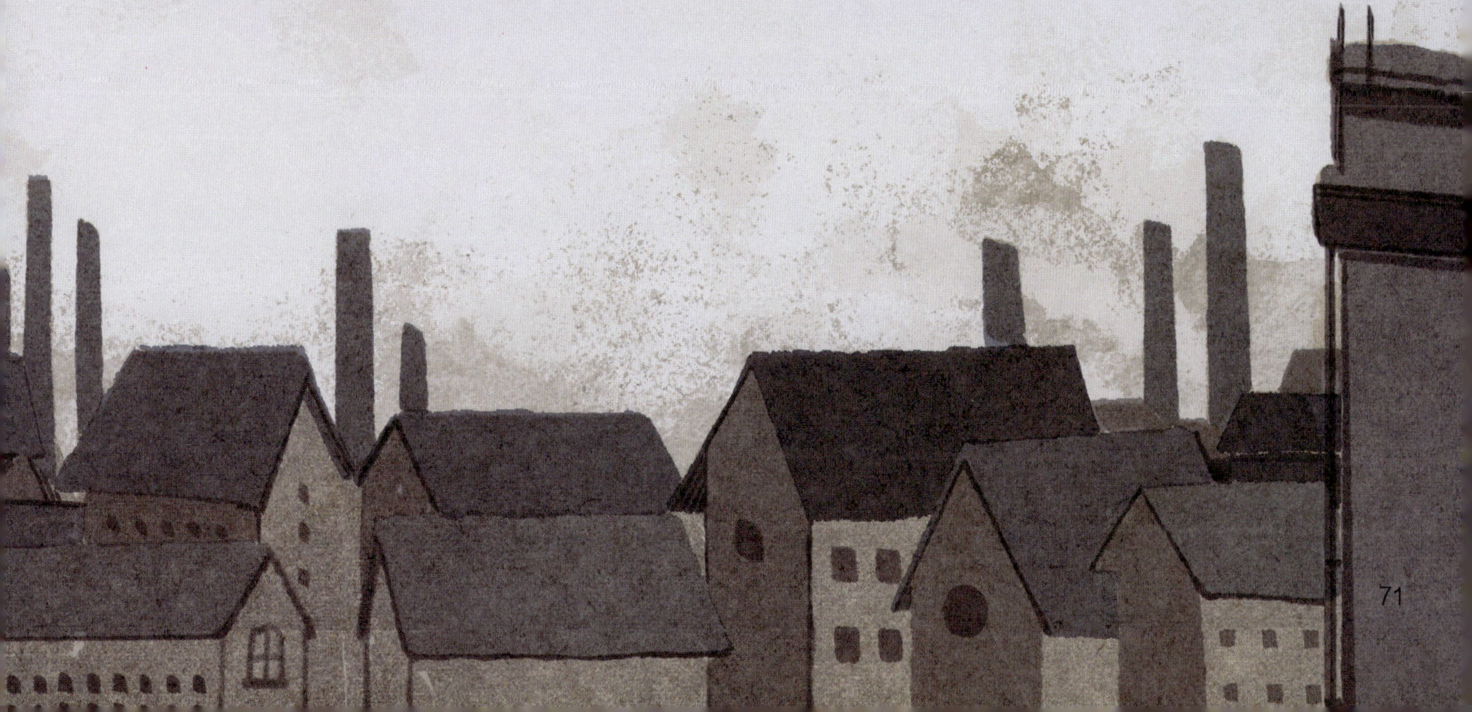

洛杉矶光化学烟雾事件

无独有偶，烟雾不仅伤害了英国伦敦的居民，在大西洋的另一端，美国洛杉矶的居民也曾被烟雾困扰。与伦敦不同，洛杉矶烟雾主要是由机动车尾气造成的。1952年，大批居民出现眼睛红肿流泪、喉咙痛、咳嗽、喘息、呼吸困难、头痛、胸痛等症状。周围山上松林、柑橘等植物大面积受损，车祸增多，这就是洛杉矶光化学烟雾事件，是大气污染导致人类患病的又一典型事件。

有，根本看不到路边的街牌。他徘徊来徘徊去，只好无奈地坐在人行道的台阶上。就在他绝望之时，一阵急促的声音传入耳朵。他起身走近一看，原来是一位盲人用盲杖敲打地面，沿着道路寻找回家的路。最后，这位父亲居然借盲人的盲杖回到自己家！室内活动也受到了严重影响。大雾降临的那些天，伦敦的萨德勒·威尔斯剧院正在上演根据小仲马小说《茶花女》改编的戏剧。夜晚的舞台灯光闪烁，一开始，演员们在台上投入地表演，赢得台下观众阵阵掌声，表演非常顺利。可是随着雾气渗进剧院，观众的视线逐渐被遮挡，人群逐渐骚动，最终，表演只能被迫叫停。

集聚不散的烟雾给人们的生活带来诸多不便，但更为严重的是威胁到人们的身体健康。由于大雾持续了好几天，伦敦的医院一时爆满，呼吸道疾病的患者明显增多。据统计，在几天内就有将近4000人死亡。大雾消散后的两个月内，有将近8000人死亡。

当时伦敦西部的史密斯菲尔德区恰逢举办一场家畜展览会，展览会的主角是一些体形硕大、健美的优质牛。它们在乡村被养得肥肥胖胖，洗刷干净后被送到市中心展出。然而这些优质牛呼吸了伦敦市中心的烟雾后也出现了不适，它们呼吸困难，舌头外伸，其中1头当即死亡，52头严重中毒，14头奄奄一息。据说，当时人们还自制了口罩帮牛戴上。有意思的是，相比这些展出的优质牛，一些普通牛却幸存了下来，这是为什么呢？

原来，这并不是因为普通牛的身体比优质牛健康，而是因为优质牛太干净了！牛的尿液中含有大量的氨，而氨气可以中和烟雾中的酸性物质，防止牛“中毒”。氨气很臭，为了维持良好的参观环境，工作人员每天都会更换优质牛牛棚中含有牛尿的褥草，进而使其失去了抵抗毒雾的机会。普通牛却没有得到这么细心的护理，因而在氨气的保护下活了下来。

伦敦烟雾对人们的伤害并没有停止，1956 年、1957 年、1962 年又先后发生了多次烟雾事件。直到 1963 年，科学家对伦敦进行全方位的调查、研究，才发现致病的根源是烟尘和二氧化硫的共同作用，燃烧煤炭产生的烟雾是真正的杀手，于是英国政府开始制订针对致命毒雾的防治措施。1956 年，英国政府颁布全国性法令《清洁空气法》，这是世界上第一部现代意义上的空气污染防治法，它要求通过改变燃烧结构、冬季集中供暖等方法尽可能减少煤炭用量。同时，为了改善市中心的环境，它要求在市内设立无烟区，将排烟量大的发电厂和其他重工业强制搬迁到郊区。

此后，英国政府又陆续颁布了《公共卫生条例》《汽车使用条例》《污染控制条例》《碱业工厂规程》以及《工厂安全和卫生条例》等法案，大力推动环境保护，民众的环保意识也随之增强。到了 20 世纪 80 年代，英国的空气污染治理已经取得重大进展。

如今，英国的烟雾得到有效控制，但我们不能忘记，伦敦烟雾是工业革命的恶果，人类在工业化过程中无止境地从大自然掠夺资源，却没想到大自然也会反击并带来如此严重的后果。

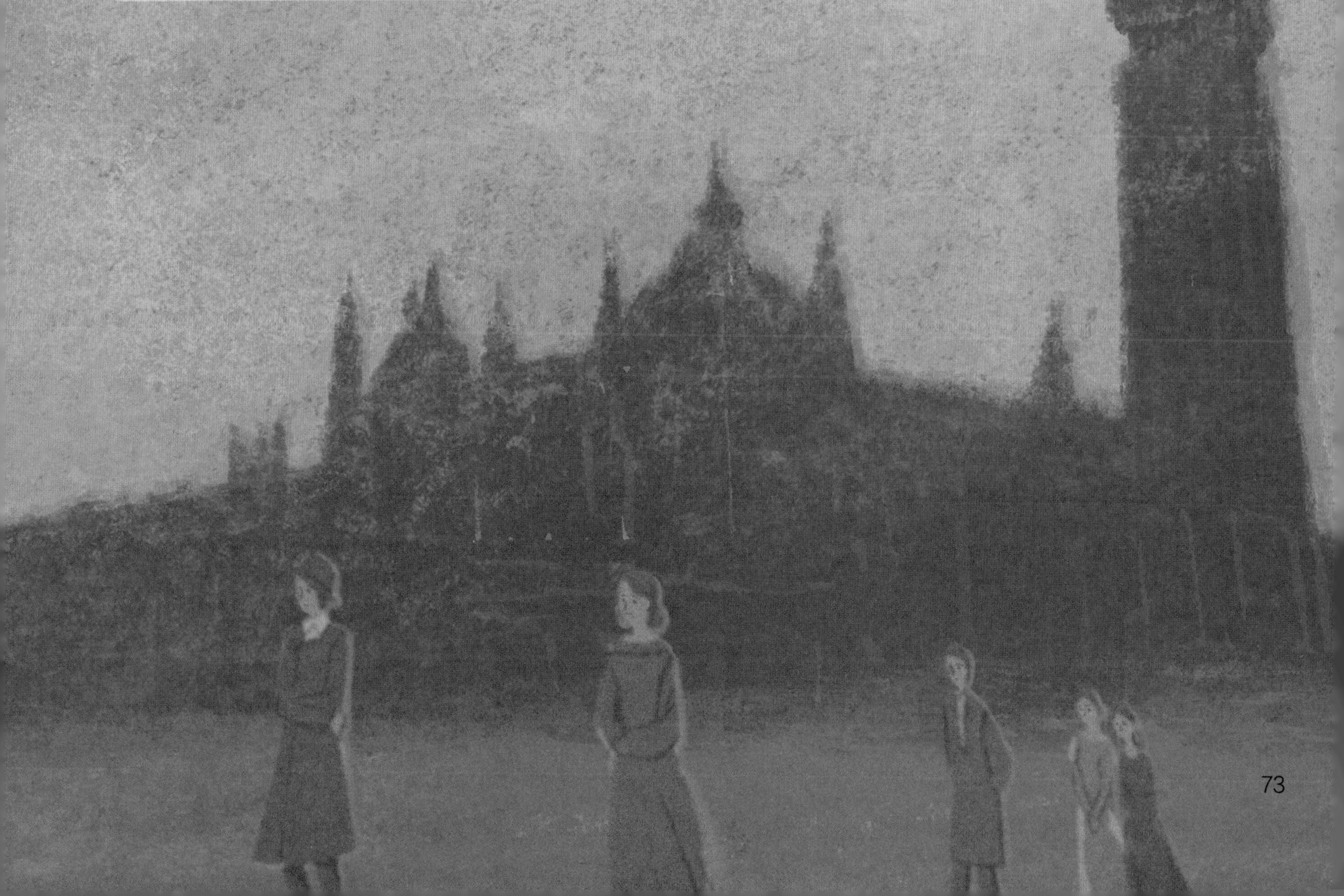

可怕的水俣病

距离我国东海不远的日本，在 20 世纪 50 年代，也曾因一味注重经济发展而忽视了环境保护，从而遭到大自然的惩罚——灾难降临到日本熊本县水俣镇。水俣镇位于日本水俣湾东部，有将近 4 万人居住，周围的村庄有 1 万多农民和渔民。所谓靠山吃山，靠水吃水，水俣湾外围有一片被九州本土和天草诸岛围起来的内海，叫不知火海，这里是渔民们赖以生存的主要渔场，其丰富的海产是居民们不可或缺的食物来源。小镇因为不知火海而格外兴旺，居民们安居乐业。

但是这样安逸的时日并没有持续下去。20世纪20年代，一家氮肥公司在水俣镇选址建厂，随后又将醋酸厂建立于此。1949年，这个公司开始生产氯乙烯（一种有毒物质），1956年年产量已经超过6000吨。与此同时，工厂把生产过程中产生的没有经过任何处理的废水排放到水俣湾中，随后水俣镇连连出现怪事。异常现象开始于1950年，那时水俣湾的海生生物大量死亡，常常见到鱼类漂浮在海面，冲刷到岸边的贝类是腐烂的，生命力顽强的海藻也变得枯萎。1952年还出现了乌鸦和某些海鸟在飞翔中突然坠入海中的现象，章鱼和乌贼奄奄一息，小朋友甚至可以直接用手捕捞。

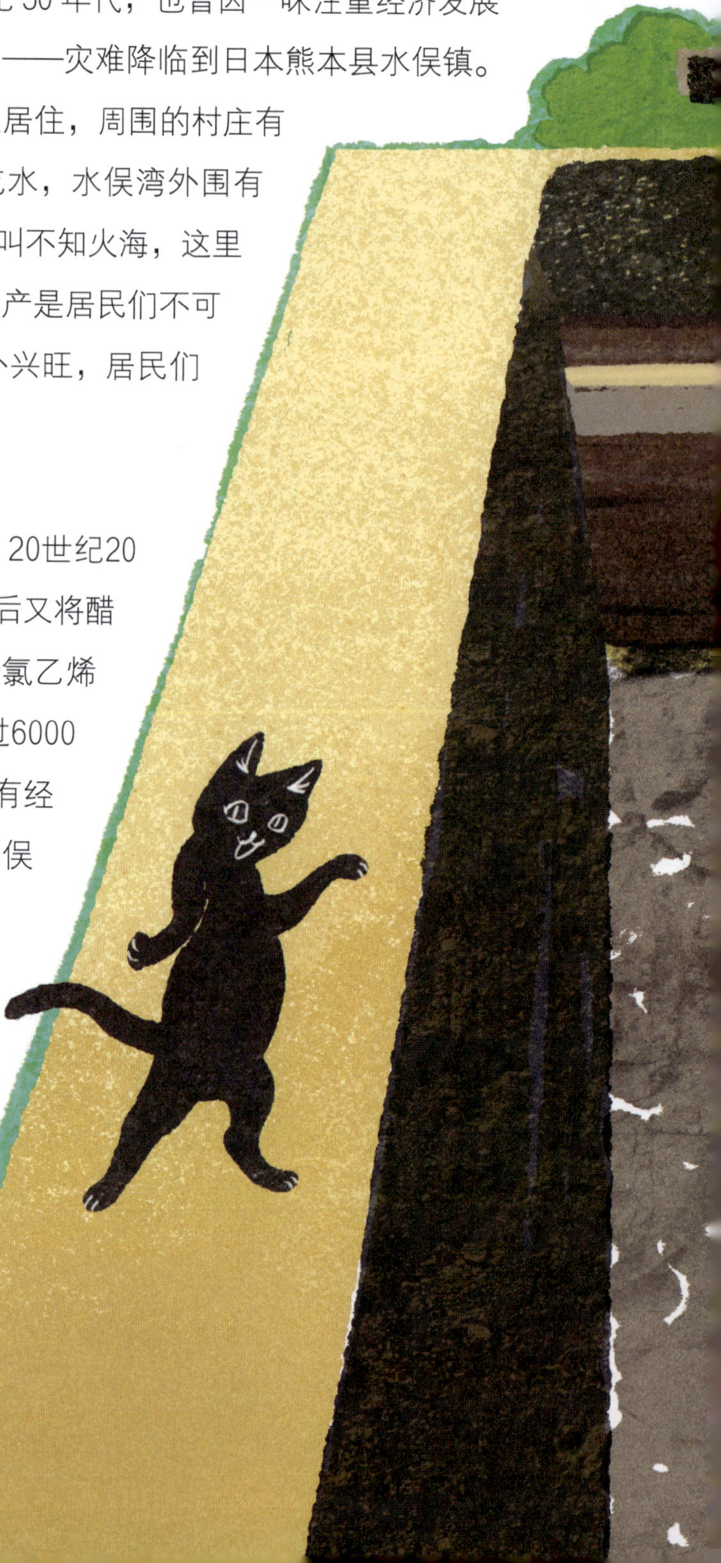

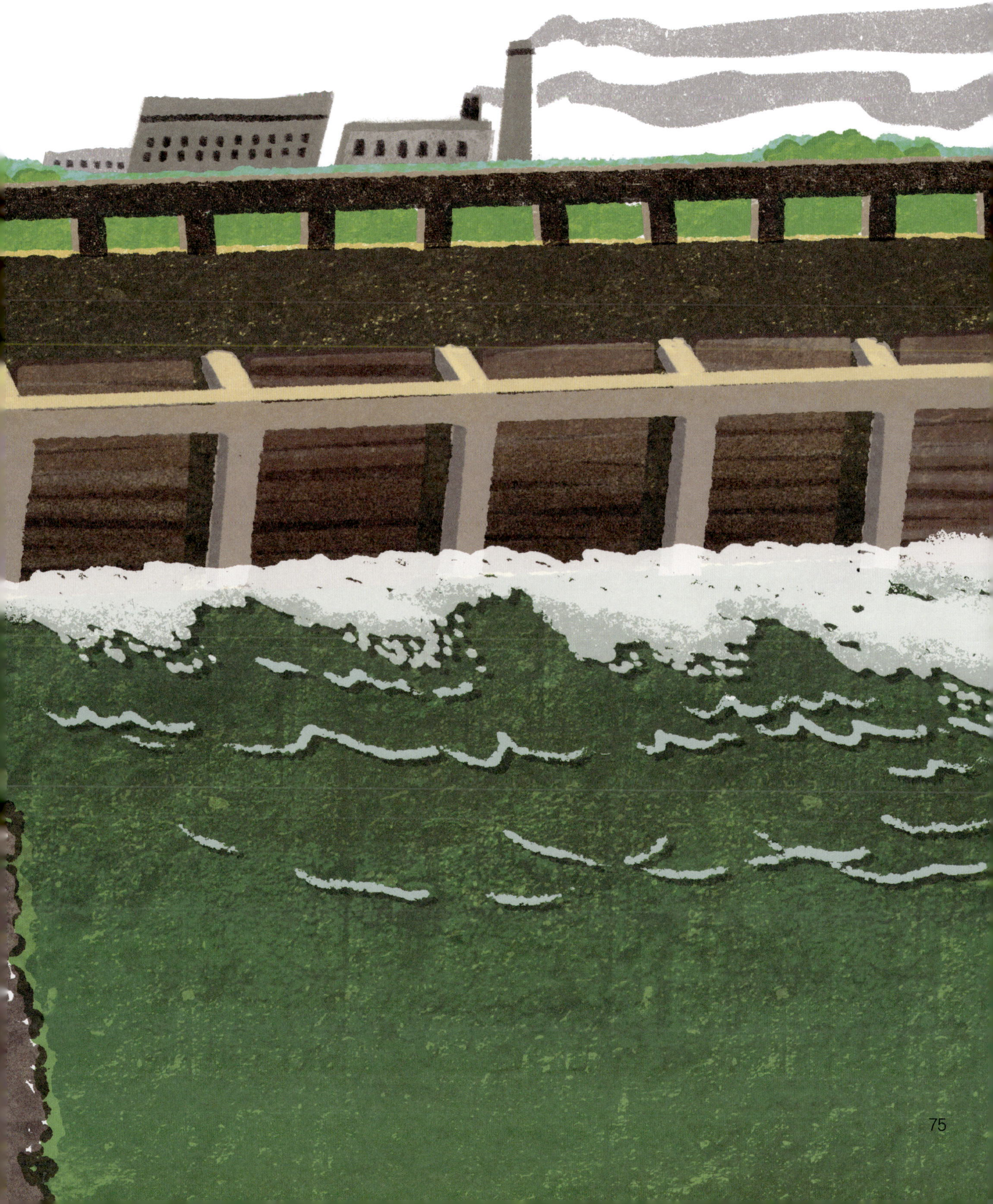

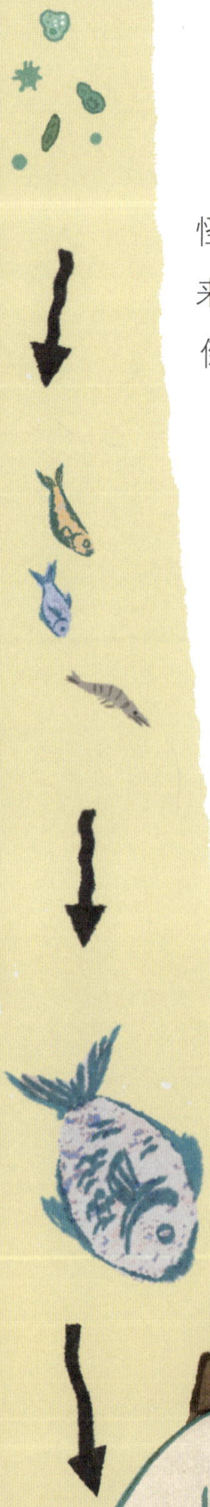

你见过会跳舞的小猫吗？想必没有吧。1956 年，水俣镇的部分小猫也出现了怪异的行为，它们走路时摇摇晃晃犹如醉酒，浑身抽搐，仿佛在边走路边跳舞。后来人们才发现，这些小猫得了一种病——猫舞蹈病。得病的小猫非常可怜，有的昏倒不起，有的甚至选择跳海死去。1957—1958 年，因这种病而死亡的小猫越来越多，周边许多地区的猫咪几乎绝迹。

在人们还来不及深究猫咪究竟得了什么病时，这种怪病开始在人类身上显现出来：水俣镇的居民中先后出现不同程度的口齿不清、面部呆滞、手脚发抖、尿便失禁、精神失常、意识障碍等症状。他们久病不愈，然后全身弯曲，悲惨地死去，即便是医术高明的医生也无法诊断这究竟是什么疾病。虽然研究人员进行了流行病学、病因学的研究，但始终没有找到与此病相关的细菌和病毒，只能以“怪病”称呼。

10 年后，一位英国医学家参观水俣镇，提出这种病与英国制革工人因汞中毒引起的病症十分相似。他的想法引起日本著名化学家武内教授的注意，武内教授对病人的头发进行化学分析后发现汞的含量比正常人高出许多倍。实验结果一出，科学家们追根溯源，发现氮肥工厂经常向河中排放含汞废水，废水由小河流入海洋。废水中的汞经细菌转化后，变成甲基汞，它是一种有毒物质，其毒性比汞高 200 多倍！它又经生物链不断富集，先是被低等生物吸收，又进入小鱼小虾的体内，小鱼小虾又被大点儿的鱼吃掉，大点儿的鱼又被小猫和人吃掉，每经转换，汞便在生物体内富集一次，造成伤害。据测定水俣湾里的海产品汞含量已超过可食用

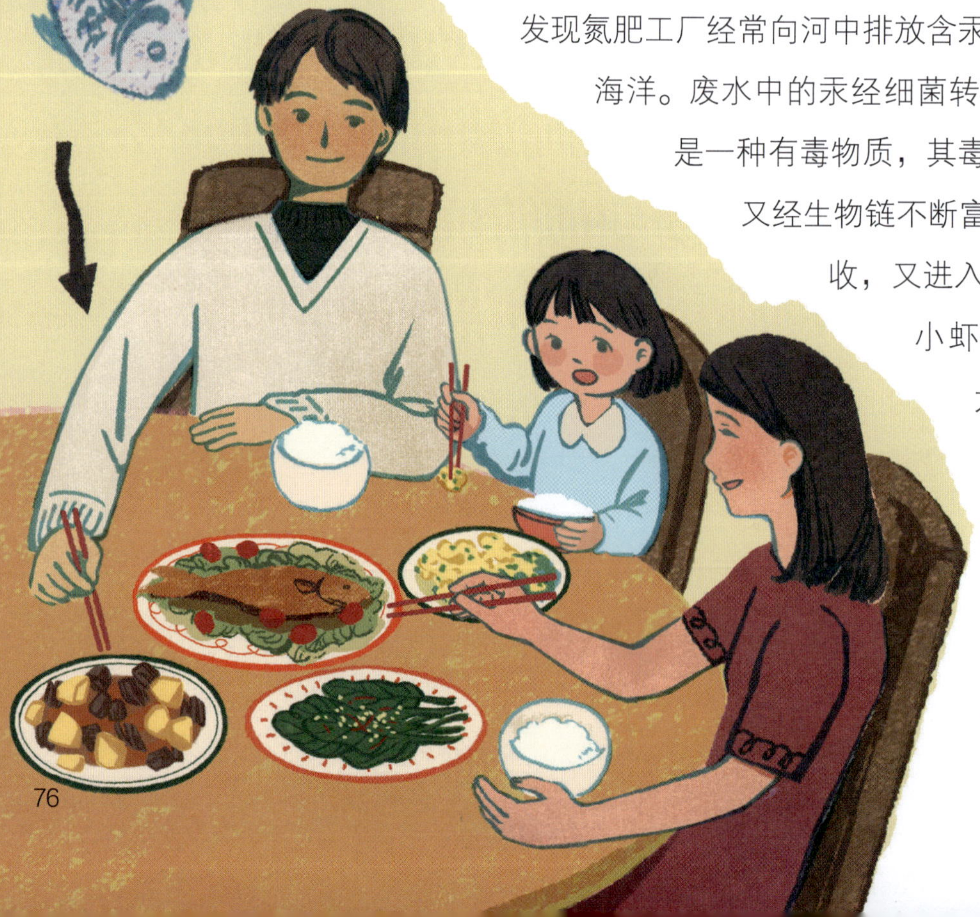

的 50 倍。汞中毒造成大量的人员伤亡，1972 年水俣湾汞中毒者 283 人，死亡 60 人。到 1992 年，已有 2045 人被官方认定为水俣病受害者，1343 人因此死亡。

你是不是也认为氮肥工厂应该被问责，来告慰死去的人们？实际上，在 1956 年日本氮肥公司的排污被确定为病源后，他们不仅没有停止排污，还企图掩盖真相，阻挠相关调查研究，甚至暴力威胁相关人员。当地政府也毫无作为，任由该公司肆无忌惮地继续排污长达 12 年，直到 1968 年日本政府才出面干预。政府的干预过晚造成了非常严重的后果：浅浅的水俣湾中已有 400~600 吨汞和 6 万吨污泥，鱼类的汞含量也很高。1982 年政府实施疏浚计划，完工后测评鱼类中的汞含量有所下降，但 20 世纪 90 年代的化验表明，这些鱼类的汞含量仍高于许可含量的 2~3 倍。

作为重大公害病，水俣病为人类敲响了警钟。虽然 20 世纪中期，日本经济飞速发展，迅速成为发达国家。但是，人们的生活却受到了新的威胁。工业废弃物越来越多，不加处理的工业废水源源不断地排入洁净的水流，影响了人们健康的饮食，从而导致水俣病或其他疾病的发生。水俣病给了日本重重一击，也让日本人民深刻体会到保持和谐生态环境的不易，尤其是事发地水俣镇。如今，在设立对未来的展望时，水俣镇人民会使用“MOYAI”这个词，它的本义有“用绳索把船系住”以及“大家一起合力”两层意思，而这里是它的引申义是：通力合作，建立和谐的社会关系；恢复和改善在水俣病中被严重破坏的人与自然的关系。

政府输掉了官司

在得知政府毫无作为后，46名水俣病受害者联合向日本最高法院提起诉讼，他们指责政府消极处理水俣病事件，并在2004年获得胜诉。法院的最终判决认为，政府在1956年应该立即责令污染企业停止侵害，可是这件事拖延了12年，为此，日本政府应该承担干预滞后的行政责任。日本政府败诉，受害者赢得了来之不易的胜利。

由工业废水导致的“痛痛病”

痛痛病，又名骨痛病，发现于 20 世纪 60 年代末日本神通川周边地区。人得了这种病后，身体骨骼变得很脆，即便是轻微地咳嗽，胸骨也会受到震动而断裂。病因是镉元素摄入过多。镉在自然界一般与锌伴存，因此镉的污染常常与锌的生产和应用有关。工矿企业产生的含镉废水进入水体，通过鱼虾等水生生物，由食物链进入人体，再通过血液循环积累在肾脏，就引发了痛痛病。

跨越国界的新疾病

纵观人类历史，全球化已经成为一种不可逆转、不可回避的趋势，世界仿佛越来越小，人们之间的联系也越来越紧密。在 18 世纪晚期，如果一个人想从英国去澳大利亚，乘船需要耗费一年的时间。19 世纪晚期，航程缩短为 3 个月。到 20 世纪 50 年代，只需要不到 6 周的时间。随着航空时代的到来，这个世界已经缩小到一张机票的大小，遥远的城市之间只需要几个小时便可抵达。毫无疑问，“地球村”已经形成，生活在地球上的人们仿佛居住在一个彼此相近的村落里。在物质、人员迅速流动的同时，疾病也可以快速“分享”给他人。全球化时代使人类面临着与疾病斗争的新挑战。

艾滋病就是全球“分享”的传染病之一。艾滋病是免疫缺陷综合征，是 21 世纪人类最主要的死因之一。短短几年时间内，艾滋病从撒哈拉以南的非洲沿着铁路传遍了东、西、南、北。20 世纪 80 年代初，疫情已经发展到无法想象的程度。至 21 世纪初，它悄悄潜入了北非、亚洲、中东、东欧和太平洋地区。艾滋病带来的是一片惨淡与凄凉，以美国为例，艾滋病患者从 1980 年到 1984 年增加了 7699 人，其中有一半左右的患者因病死亡。

除了艾滋病，还有我们耳熟能详的人畜共患的猪流感。2009 年 5 月 20 日，一架从

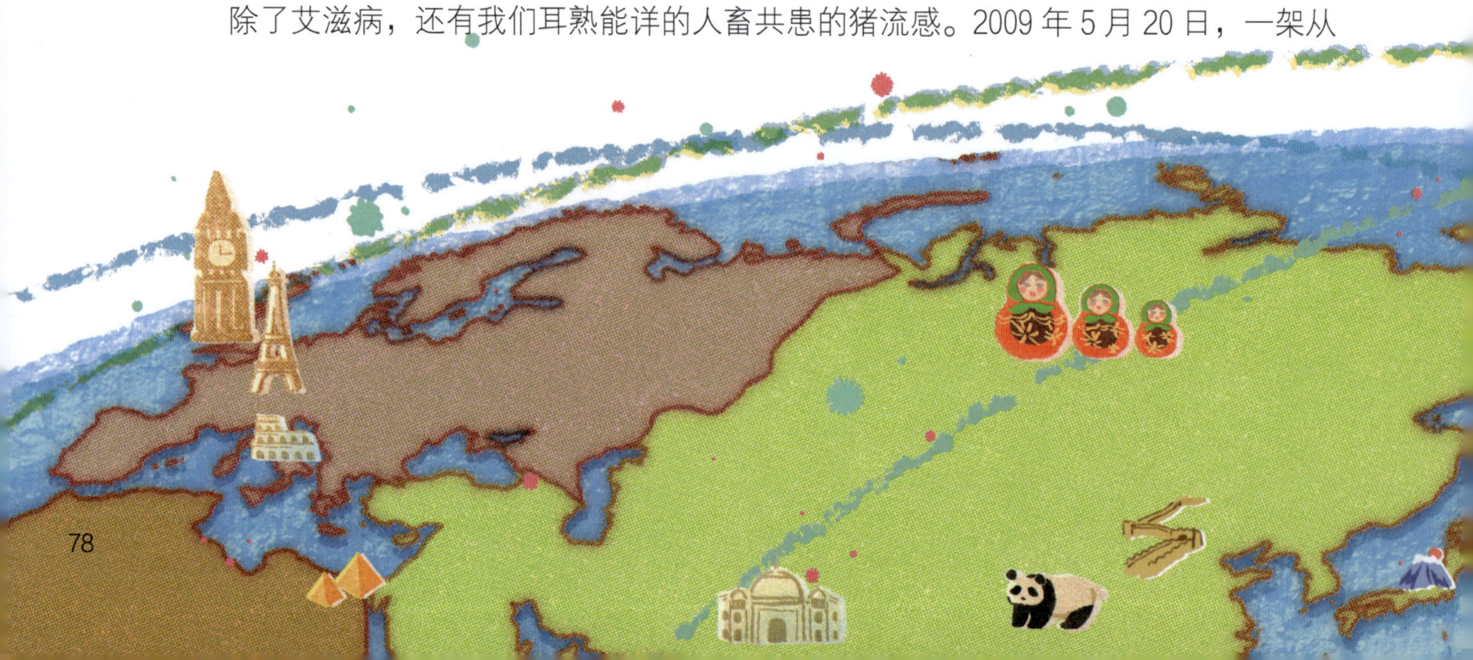

美国华盛顿起飞的航班降落在日本东京成田机场，随后医疗健康检测人员立即登上飞机，他们身穿防护服，头戴防毒面具、护目镜，用温度扫描仪检查乘客的体温。飞机上的乘客紧张地等待着，因为他们知道，一旦发现任何可疑症状，整架飞机上的乘客可能都会被隔离检疫。日本政府十分清楚环球旅行会加快传染病的传播速度，他们对所有来自墨西哥的旅行者关闭边境，因为猪流感大约三个星期前在墨西哥出现。

全球化确实可以让疾病传播速度加快，但值得我们注意的不只是疾病传播的速度，还有这些传染病的新特性。可以说，从 20 世纪 50 年代开始出现的传染病，许多是之前不为人所知的，无论是 1967 年首次在德国发现的马尔堡出血热，还是 1975 年在美国康涅狄格州莱姆市发现的莱姆病，以及埃博拉这一具有高度传染性的疾病，还有 2020 年的新型冠状病毒感染，它们的出现都让人类抗击疾病面临更严峻的挑战。

正如联合国前秘书长科菲·安南所说：“曾经的神秘病例，如今已成为世界大流行，在 21 世纪对全球发展构成了最大的威胁……我们需要承诺更大的政治决心、勇气和资源；我们需要在全新的规模上团结协作。”确实，全球化是一把双刃剑，它虽然打开了潘多拉的盒子，但也为我们提供了对抗疫情的新型工具——对疾病的全球监控。一旦有疫情发生，各个国家和全球组织可以及时合作，集中专业资源全力开发针对疫情的疫苗和防治技术。全球化为共享医学技术、跨国开展卫生保健合作、解决重大疾病问题提供了可能，也将各国紧密联系在一起，任何国家都不能独善其身。疾病不会止步于国家的边境，也不会敬畏财富和权力，世界各个地区和国家的人们加强联系、共同对抗疾病是不容置疑的。

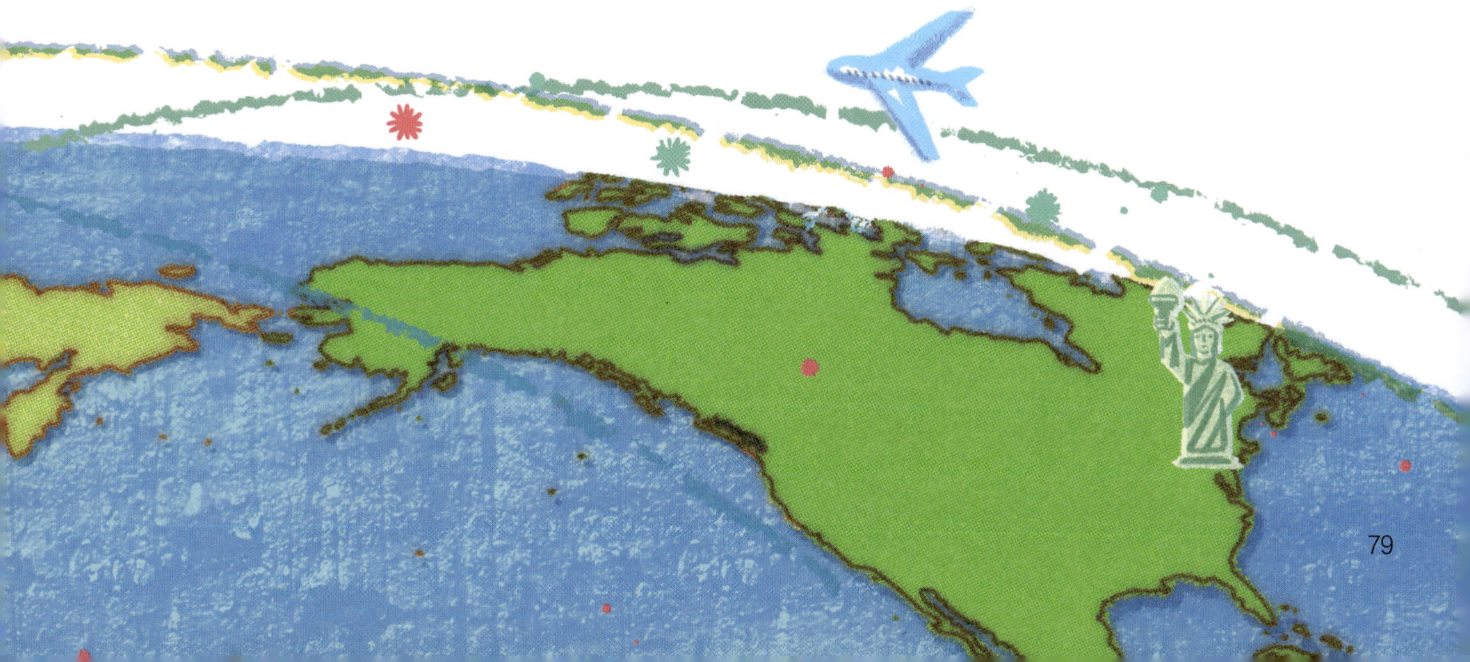

后 记

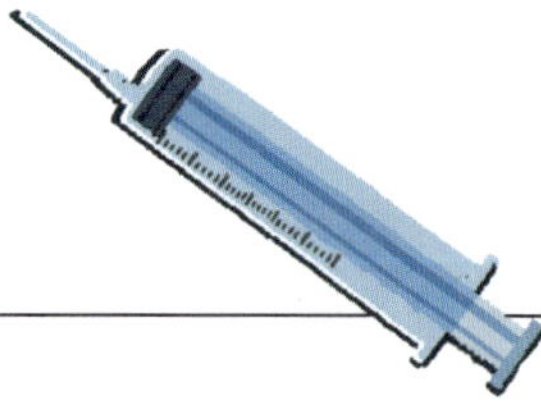

我们能战胜一切疾病吗？

现代医学的发展足以证明，时至今日，在与疾病的战斗中，人类已经取得非常多的胜利。有很多新的治疗疾病的科学技术已造福人类。

遗传病治疗的新方法就是最明显的一个例子。随着分子生物学技术在医学中广泛应用，人类对遗传病的研究取得了许多重大成果，特别是基因工程技术在医学中的应用，使得许多遗传病的治疗有了突破性进展。因为许多遗传病是由于缺乏单一基因引起的，如果这种缺乏的基因能被导入病人体内，发挥调节作用，那么基因就会恢复正常，人也会因此而恢复健康。

机器人外科也是现代科技发展的产物，试想一下，如果100年前的人穿越到现在看到这一幕，会觉得多么不可思议！它如今就确切地出现在手术台上，辅助医生完成一台台精细的手术。举个例子，在髋关节置换的手术中，外科医生必须移开股骨头，凿开它的内部，然后插入人工关节轴。在手术中，医生要保证增加髋骨和金属间的接触面，才能使置换的髋关节更易恢复和维持更长时间，然而人工操作难度较大，使用机器人实施这一手术则更为精确，它可使接触面保持最适宜的程度。

还有微创手术的普及，得益于微创植入技术的发展。微创手术给病患带来了全新的治疗体验。外科医生可从病患体外进行手术，以避免其体表出现过大的切口，并且患者术前只需要注射较少的麻醉剂，术后也会很快康复。

除此之外，科学家们正在构思并进行纳米医学机器人的研究。这种机器人比细胞还要微小，能够修复基因，也能够利用个性化的医疗药物和技术，对不同个体的基因特征进行深入研究。这种个性化机器人一旦使用，将使医学技术变得更加有效，更加安全。

计算机技术的发展也给现代医学带来了福利。比起过去在一厚沓手写的模糊不清的手稿中寻找和翻阅病历，医生们更喜欢去录入了大量病历信息的计算机中检索。计算机录入信息有一个好处是，无论病人在医院的哪个科室看病，所有的信息都能检索出来，供医务人员使用与分析，大大提高了看病的效率。

现代医学给了我们战胜疾病的信心，那些曾经难以预防的疾病，曾经难以控制的症状，曾经不可治愈的病症，都逐渐被克服，可是有一个问题：我们能战胜一切疾病吗?

这个问题暂时是无法回答的，因为随着时间变化，新疾病在不断增加，比如“跨越国境的新疾病”，比如与营养相关的健康与食品安全问题（肥胖、营养不良等），比如人类寿命延长、器官老化所致的疾病（心脑血管疾病、代谢性疾病等）。

今天的世界还存在大量无法根治的疾病，每一个患者都有着独特性。研究对象永无止境，科学探索也永无止境，面对这些疾病的挑战，奋斗在现代医学一线的医生们还在不断寻找应对策略，21 世纪乃至以后的医学必将有更大的进步。另外，我们也要做好长期应战的准备，人类对人体本身的真正了解还有着很漫长的路要走，可能还需要几代人、几十代人，甚至几百代人的不懈努力。

不过，我们相信，人类始终会在与疾病的战斗中以美好的期待和不断取得的成就拥抱未来！

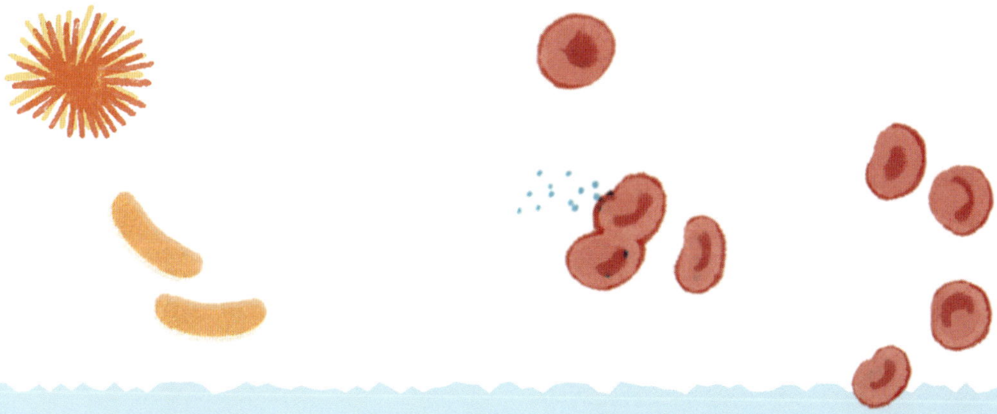

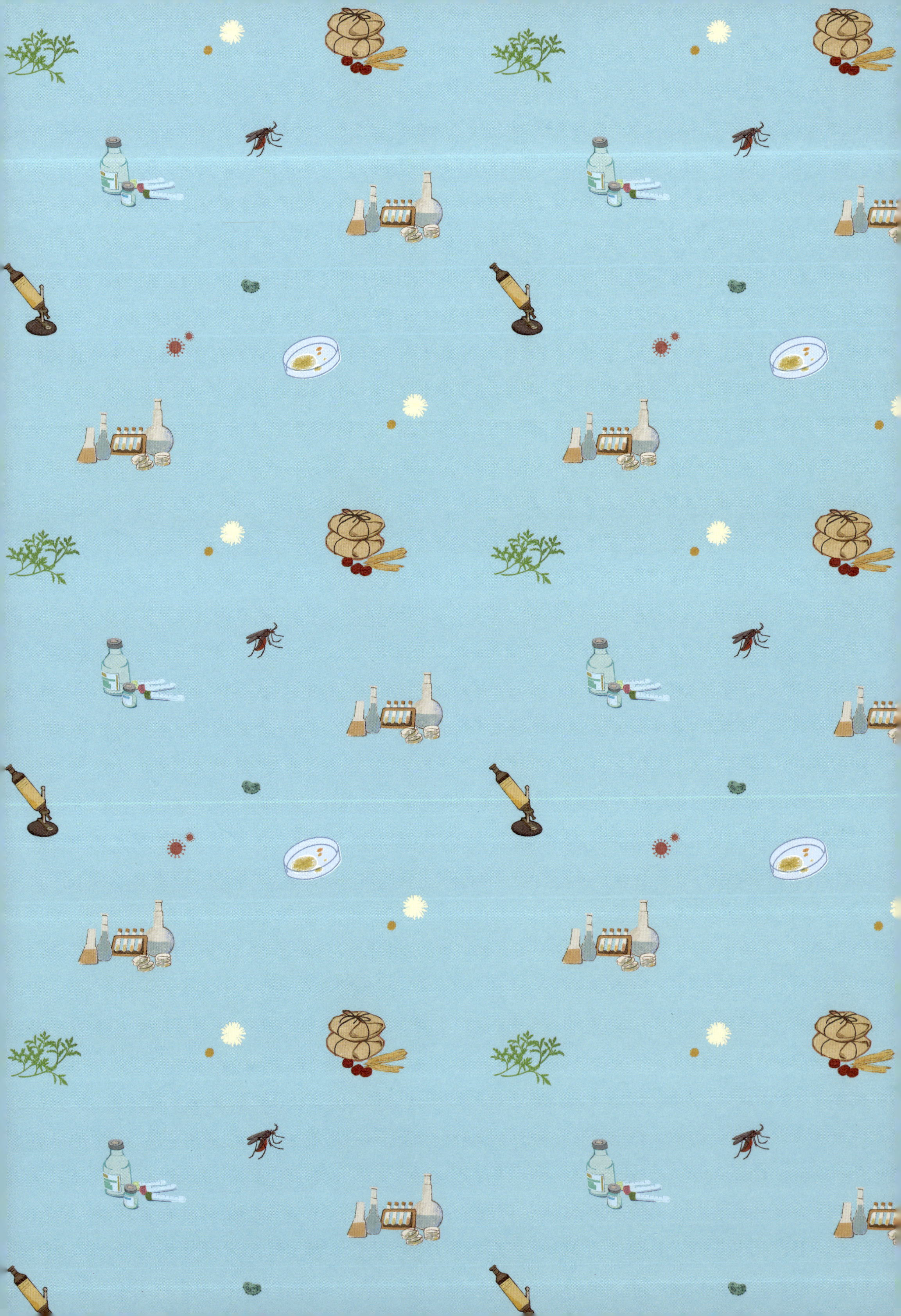